DES VARICES

DES

MEMBRES INFÉRIEURS

PAR

Le Dr J.-Ch. DELMONT

PARIS

ADRIEN DELAHAYE, LIBRAIRE-ÉDITEUR

PLACE DE L'ÉCOLE-DE-MÉDECINE

1869

DES VARICES

DES

MEMBRES INFÉRIEURS

DES VARICES

DES

MEMBRES INFÉRIEURS

PAR

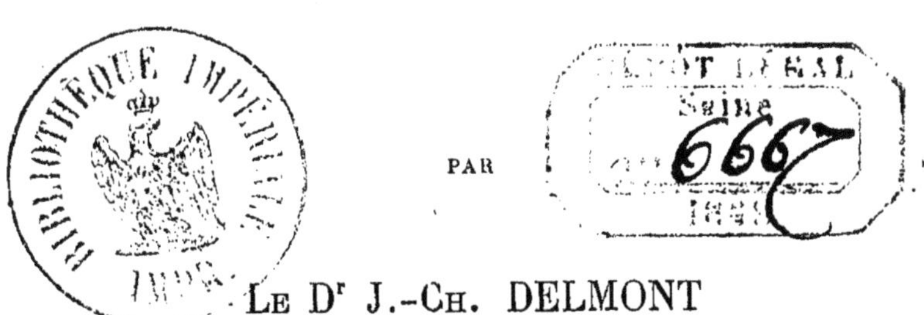

LE Dr J.-CH. DELMONT

***

PARIS

ADRIEN DELAHAYE, LIBRAIRE-ÉDITEUR

PLACE DE L'ÉCOLE-DE-MÉDECINE

1869

DES VARICES

DES MEMBRES INFÉRIEURS

CONSIDÉRATIONS ANATOMIQUES

Les auteurs classiques divisent les veines des membres inférieurs en veines profondes ou satellites des artères et en veines superficielles. Une étude attentive de la physiologie des veines et aussi de la pathogénie des varices, montre que la classe des veines profondes doit recevoir une subdivision de ces vaisseaux en vaisseaux intermusculaires et intramusculaires.

Nombre.

Dans la digression anatomique que le sujet nous impose, nous appellerons seulement l'attention sur les points dont la connaissance est nécessaire à l'étude de la question qui nous occupe. Aussi, énoncerons-nous sous forme de proposition générale le fait suivant, relativement au nombre des veines profondes, que les veines intermusculaires sont généralement au nombre de deux par artère, bien qu'on rencontre à cet égard de curieuses exceptions. Ce qui nous fait ajouter qu'il en est du nombre des veines, comme de leur trajet, comme de leur volume, comme de leur terminaison, qu'en un mot il est très-variable.

Volume.

Les anatomistes se rallient à M. Cruveilhier pour dire qu'en général les veines péronières sont plus grosses que les tibiales postérieures, les premières recevant toutes

les veines musculaires qui viennent des régions postérieure et externe de la jambe.

Structure.

D'une manière générale, la tunique à fibre circulaire,
membrane caractéristique des artères, est, sinon absente,
du moins bien amoindrie dans les veinules. On trouve
à la place dans la tunique moyenne des grosses veines,
des couches où l'élément élastique à direction longitudinale et à réseaux plus ou moins serrés, domine l'élément musculaire. Mais, dit Cruveilhier, et ceci s'applique
directement aux veines du membre inférieur, les veines ont
des parois d'autant plus riches en fibres musculaires que le
sang y circule plus difficilement et qu'elles sont moins sou-
tenues par les organes environnants.

Les veines du membre inférieur se différencient donc des
veines générales, par certains côtés de structure.

« La tunique moyenne au lieu de subir un faible développement est riche de plusieurs couches soit longitudinales,
soit transversales, les premières appartenant principalement
aux fibres élastiques réunies sous forme de membranes réti-
culées, les deuxièmes appartenant aux fibres musculaires
auxquelles se joignent quelques fibres conjonctives et quelques fibres élastiques qui traversent cette couche.

Dans certaines veines (fémorale profonde, poplitée,
saphène interne et externe), on trouve à la face externe de
la tunique interne, une couche de $0^{mm}02$ à $0^{mm}09$ d'épaisseur, formée uniquement de tissu conjonctif et de fibres
élastiques fines, à fibres longitudinales. C'est la couche
longitudinale de la tunique moyenne (1).

C'est à cette abondance de tissu élastique que les veines
profondes (dont on peut cependant excepter les veines intramusculaires et les veines superficielles) doivent de rester
béantes et cylindriques, section faite de leurs parois. Je

____

(1) Kolliker, Éléments d'histologie, p. 618.

citerai comme exemple la veine poplitée que ses caractères extérieurs feraient prendre en médecine opératoire pour l'artère de ce nom, n'était la connaissance de ses rapports. Ces caractères ne se rencontrent pas chez les jeunes sujets dont les veines n'accusent pas cette tendance à prendre la forme cylindrique après leur section.

Valvules.

M. Houzé de l'Aulnoit divise ces valvules en valvules pariétales, situées le long de la paroi des vaisseaux, et en valvules ostiales situées dans les veines collatérales un peu avant leur abouchement dans le tronc principal. D'après cet auteur, les valvules pariétales sont le plus souvent disposées par paires : elles seraient parfois représentées par deux simples lisérés fibreux, le plus souvent indices d'un arrêt de développement dans la formation valvulaire. C'est au niveau de ces valvules qu'apparaissent les dilatations variqueuses.

Quant aux valvules ostiales, M. Ledentu (1) les croit plus nombreuses que ne le prétend M. Houzé : il en existe à la terminaison de toutes les veines intramusculaires dans les troncs extramusculaires et à celle des anastomoses directes de veines superficielles dans les profondes : elles sont toujours disposées de façon à empêcher le reflux du sang de celles-ci dans les premières.

Des recherches de MM. Blandin, Sappey, Houzé, etc., apprennent qu'eu égard au nombre de ces valvules, on doit ranger les veines du membre inférieur dans l'ordre suivant : veines intramusculaires, veines extramusculaires du pied et de la jambe, veines superficielles, gros troncs profonds.

S'il est un point anatomique indispensable de connaître pour comprendre le mécanisme de la circulation veineuse, c'est bien celui qui a trait à l'étude des anastomoses de ces branches vasculaires. Les recherches récentes de M. Le-

(1) Thèse de 1868. Recherches anatomiques et physiologiques sur la circulation veineuse du pied et de la jambe.

dentu (1) lui ont permis de fixer un peu mieux les connaissances sur ce sujet. Nous ferons à son travail de nombreux emprunts.

Anastomoses veineuses.

Nous adoptons à cet égard la classification de M. Ledentu :

« Une première classe est représentée par les branches qui relient entre eux les troncs superficiels : un deuxième groupe comprend celles qui mettent en relation les veines superficielles et les profondes. Dans une troisième catégorie, on peut faire rentrer toutes celles qui font communiquer entre eux les troncs intermusculaires ou intramusculaires; enfin, les anastomoses des veines satellites des artères méritent une étude spéciale » (2).

D'une manière générale, ces conduits se rapprochent plus de la direction oblique que transversale. Leur situation quoique individuelle est soumise à moins de variations que leur nombre. Quelques-unes affectent un siége constant et semblent commandées par la disposition particulière du système veineux.

Les anastomoses sont tantôt uniques, tantôt doubles, suivant la disposition des veines.

Les unes possèdent des valvules, les autres en sont dépourvues.

Anastomoses des veines superficielles entre elles.

Les veines superficielles s'anastomosent entre elles à leur origine et dans leur trajet. A l'origine, c'est par un réseau superficiel plus ou moins oblique. Dans leur trajet, ce sont des branches dont le siége à peu près constant indique une fonction particulière. Elles naissent au-dessous des branches qui relient les troncs superficiels aux profonds, telles que celle occupant la partie inférieure de la jambe à l'endroit où s'unissent les veines soléaires, intermusculaires et

(1) Thèse citée.
(2) Thèse citée, p. 18.

la saphène externe ; une branche presque transversale qui naît de la saphène externe au-dessous des jumeaux et qui gagne la saphène interne ; enfin, la branche supérieure de la saphène externe qui va se jeter dans la saphène interne, toute branche destinée à suppléer la circulation des veines profondes, quand elle est ou gênée ou empêchée. On ne trouve en général de valvules qu'au-dessous de l'embouchure des branches à situation constante dans les troncs qui les reçoivent ; conditions qui indiquent que ces branches, tout autant de diverticulums circulatoires, sont soumises à des oscillations qui irrégularisent leur tension et sont sous la dépendance des circulations superficielle et profonde.

Anastomoses des veines superficielles avec les profondes.

Au pied, la saphène externe communique avec les veines profondes, pédieuse et plantaire externe sur le dos du pied et au niveau de la malléole externe,

La saphène interne communique à son origine avec les veines plantaires internes, au niveau de la malléole interne avec les pédieuses et les tibiales antérieures.

Quand ces veines possèdent des valvules, leur bord libre est tourné vers les veines superficielles, c'est-à-dire dans le sens de la circulation des parties profondes aux parties superficielles.

A la jambe, on mentionne des branches de communication entre la tibiale postérieure et la saphène interne, à travers les insertions tibiales du soléaire et plus bas une communication entre la tibiale antérieure et la même saphène interne.

M. Sappey indique des branches de communication entre la sapèhne externe et les péronières antérieure et postérieure.

Les recherches de M. Ledentu lui ont fait découvrir un plus grand nombre d'anastomoses :

A la région antérieure de la jambe, il a vu cinq ou six veines se détacher du réseau superficiel pour se rendre dans les veines tibiales antérieures entre les muscles ; dans leur trajet elles se joignent à des veines musculaires et arrivent aux vaisseaux profonds après avoir traversé l'extenseur du gros orteil ; d'autres pénètrent directement le jambier antérieur. Passant dans des boutonnières contractiles, ces veinules ont leur courant momentanément interrompu par la contraction musculaire.

M. Ledentu décrit comme constante une veine qui part du dos du pied, communique avec les tibiales antérieures en bas et en haut de la jambe. Les injections faites dans les veines tibiales antérieures, ne passant jamais dans ces anastomoses, on peut en conclure que leur embouchure est garnie de valvules et que la circulation s'y fait de la surface vers le centre, juste l'inverse de ce qui se passe au pied.

Vu l'importance des anastomoses de la région postérieure, M. Ledentu les classe en deux groupes, les directes et les indirectes.

Les premières appartiennent-elles aux saphènes, elles sont ordinairement uniques ; et au-dessous de leur embouchure dans les veines profondes , existe une paire de valvules. Les anastomoses appartiennent-elles au contraire à des veines autres que la saphène, elles sont représentées par deux canaux juxtaposés. A une de leur extrémité, ces canaux se jettent perpendiculairement dans le vaisseau profond ; à leur extrémité opposée, ils se séparent l'un en haut, l'autre en bas, et au point de séparation existe une branche de communication transversale entre eux. De sorte que si une cause quelconque s'oppose à l'entrée du sang dans les veines profondes, la circulation continue superficiellement par ces anastomoses. Des valvules occupent l'embouchure des deux veines juxtaposées ; cette disposition appartient presque exclusivement aux veines qui se jettent dans les veines péronières.

Anastomoses (indirectes) des veines superficielles
avec les veines intramusculaires.

Les anastomoses des veines superficielles avec les veines intramusculaires se font dans l'intimité du triceps sural seul. Elles sont constantes, mais peu nombreuses. M. Ledentu formule en lois leur caractères généraux :

1° Elles sont toujours représentées par une branche unique.

2° Elles possèdent des valvules disposées de manière à empêcher le reflux du sang vers les veines superficielles. En cas d'absence, ces valvules seraient suppléées par la contraction musculaire : la marche du sang serait donc centripète.

3° Leurs dimensions sont assez considérables et restent les mêmes dans toute leur longueur, ce qui indique que leur rôle est surtout de servir de voie de passage.

4° Leur nombre est variable, mais elles ne manquent jamais. Il varie de quatre à sept.

5° Leur situation est fixe.

Et on doit ajouter que le plus grand nombre proviennent de la saphène externe, qu'elles naissent des troncs des saphènes plutôt que de leurs branches; qu'en général, elles s'insinuent obliquement entre les fibres musculaires, en devenant de plus en plus parallèles à l'axe du muscle.

Anastomoses des veines superficielles de la cuisse
avec les veines profondes.

Au niveau du genou, la saphène interne envoie une branches à une des articulaires inférieures internes Au niveau du grand adducteur, la même veine envoie de une à trois branches à direction oblique à la fémorale. La marche du sang paraît être ici encore centripète.

Anastomoses des veines profondes entre elles.

1° *Des veines satellites des artères.* — Au membre supérieur, elles sont transversales ; à la jambe, elles sont très-souvent obliques, surtout chez les sujets atteints de varices ou seulement avancés en âge. M. Ledentu explique ainsi ce fait : si l'une des veines juxtaposées reçoit plus de sang que l'autre ; ce liquide animé d'une impulsion rapide par les contractions musculaires, fait effort contre l'angle formé par le tronc principal et la branche anastomotique et tend à le redresser, et sous l'influence des mêmes efforts, elle s'élève peu à peu par rapport à sa voisine ; aussi, chez les sujets variqueux, les branches de communication atteignent 2 à 3 centimètres et enlacent l'artère de mailles plus ou moins losangiques.

Au-dessous de l'embouchure des branches de communication, à la jambe comme au bras, il y a des valvules. Le nombre de ces anastomoses n'est pas fixe. On peut dire qu'en général les veines juxtaposées communiquent entre elles, toutes les fois que l'une d'elles reçoit une branche d'un volume important.

2° *Anastomoses entre les veines des régions séparées par le squelette.* — Au pied, l'arcade plantaire communique avec les pédieuses à la partie postérieure du premier espace interosseux. On ne trouve pas de valvules dans cette branche. La circulation n'y a donc pas de direction fixe. Les veines du tarse communiquent avec les péronières, à la partie inférieure de la jambe : les tibiales antérieures avec les postérieures dans la moitié inférieure ; les péronières avec les tibiales antérieures autour du péroné.

3.° Anastomoses des veines profondes de la région postérieure de la jambe entre elles.

Elles sont peu nombreuses. A la partie inférieure de la région on trouve toujours une branche qui va d'une des tibiales postérieures aux péronières.

Il existe encore des communications entre veines appartenant à des muscles voisins.

On reconnaît dans cette étude la solidarité des veines entre elles, et cela dans le but de faciliter le retour du sang vers le cœur malgré les obstacles. Ce but est rempli par la réalisation de trois conditions : 1° existence de larges voies ouvertes au sang ; 2° équilibration de la tensiondans l'intérieur des veines voisines les unes des autres ; 3° utilisation de la contraction musculaire.

Veines intra-musculaires.

Les recherches de M. Ledentu ont jeté un nouveau jour sur la disposition anatomique des veines intramusculaires.

Voici les résultats auxquels cet auteur est arrivé. Il y a dans les muscles deux modes de circulation distincte : 1°la circulation par grands canaux veineux, 2° la circulation par arcades anastomotiques.

Relativement à la première, M. Ledentu pose les lois suivantes :

1° toutes les veines musculaires naissent par des radicules uniques, lesquelles se réunissent successivement en un tronc unique. Elles sont au nombre de deux par artères et à peu près égales en volume.

2° Ce tronc unique se réunit toujours après un trajet plus ou moins long à une branche anastomotique venue de l'extérieur.

3° De la juxtaposition de ces deux veines, il résulte que les artères musculaires sont accompagnées de deux veines satellites jusqu'à la rencontre d'une anastomose. De ces deux veines, l'une se réduit dans le muscle à ses radicules originaires ; l'autre se rapproche de la superficie sans diminuer de calibre et s'abouche à plein canal avec une branche anastomotique venues des veines superficielles.

Donc, de ces deux veines, l'une est essentiellement musculaire ; elle a ses origines au milieu des fibres musculaires et ne communique pas avec l'extérieur ; l'autre, voie de passage pour le sang des veines superficielles, ne reçoit que de petites branches musculaires nées dans le muscle.

4° Les branches anastomotiques ne se jettent jamais isolément dans les troncs profonds extra-musculaires ; elles se réunissent toujours tôt ou tard à une veine musculaire.

5° Il existe toujours une communication transversale entre les deux veines au moment de leur juxtaposition et une paire de valvules dans la branche musculaire immédiatement au-dessous. A partir de ce point, des communications rares accusent une certaine indépendance.

Il y a donc une liaison intime entre l'existence des valvules et la pluralité des veines satellites de l'artère. M. Ledentu a constaté cette disposition dans les jumeaux, soléaire, poplité, fléchisseur propre du gros orteil, jambier antérieur et péroniers latéraux. Il est très-probable que des recherches ultérieures lui révéleront les mêmes particularités dans les autres muscles de la jambe, comme il l'espère lui-même.

Circulation par arcades anastomotiques.

Voici en quoi elle consiste : Chaque artère musculaire est accompagnée par deux veines garnies chacune d'une paire de valvules qui empêchent le reflux du sang vers les extrémités ; au-dessus des valvules elles communiquent par une anastomose transversale, puis elles s'écartent, se di-

rigent l'une en haut, l'autre en bas, et communiquent avec
une veine semblable ; de sorte que , grâce aux communications transversales , il existe dans l'épaisseur du muscle
un canal parallèle à son axe , dans lequel la circulation
peut continuer lorsque les valvules des embouchures sont
abaissées.

M. Ledentu incline à penser que ce dernier mode de circulation existe dans tous les muscles qui reçoivent un très-
grand nombre d'artérioles très-rapprochées les unes des
autres.

Enfin, il est des muscles qui renferment les deux modes
de circulation.

Canaux de sûreté.

M. Sappey a décrit sous le nom d'anastomoses par communication longitudinale, et M. Verneuil, sous le nom de
canaux de sûreté, des branches veineuses qui naissent entre
deux valvules et se terminent par leur extrémité supérieure
dans un autre segment situé au-dessus des valvules supé-
rieures du premier. Leur rôle est d'égaliser la tension du
sang , la circulation pouvant s'y faire de bas en haut ou de
haut en bas.

M. Verneuil étend l'appellation des canaux de sûreté et
l'application de son interprétation à toutes les veines qui
marchent de pair , en s'envoyant des anastomoses transversales.

Les saphènes et les veines superficielles présentent particulièrement cette espèce d'anastomoses : elles sont plus
rares dans les veines profondes.

A côté de ces veines , qui veillent à l'équilibration de la
tension, M. Ledentu en a fait connaître d'autres, destinées
à prévenir les arrêts de la circulation, et qu'il nomme canaux de dérivation.

Leur situation est régie par la loi suivante :

Toutes les fois que la circulation dans une branche veineuse ou dans le système vasculaire d'un muscle est exposée à des arrêts fréquents, par suite de la présence d'un obstacle à son extrémité supérieure, cette branche ou ce système de veines est muni d'un canal de dérivation qui enjambe l'obstacle.

La réalisation de cette loi se constate particulièrement aux points correspondant au ligament interne et antérieur du tarse. Dans les mouvements de flexion ou d'extension, le retour du sang dans les veines tibiales postérieures et antérieures pouvant être entravé, des anastomoses dérivent la circulation : de même pour les branches destinées aux jumeaux.

Rapport avec les nerfs.

M. Verneuil, cherchant à s'expliquer les douleurs sourdes qui sont, chez un certain nombre de sujets, le signe précurseur des varices profondes, se demande si ces douleurs ne seraient pas dues à la compression des nerfs par les veines dilatées soit entre elles, soit dans les muscles.

Mais les nerfs ne suivent pas exactement le trajet des vaisseaux, chaque muscle recevant deux branches nerveuses au plus sur une bien plus grande quantité de branches vasculaires. De plus, ils ont une direction rectiligne et rencontrent par conséquent les branches vasculaires sous des incidences très-variées : ce n'est guère que vers leur terminaison qu'ils se réunissent aux radicules veineuses et les accompagnent jusqu'à la partie inférieure du muscle. Il est cependant une disposition plus fréquente dans les muscles du mollet et surtout dans le soléaire, et qui peut expliquer le phénomène de compression ; c'est le croisement perpendiculaire du vaisseau et nerf.

*Rapport des vaisseaux avec les aponévroses, anneaux
et canaux fibreux.*

Nous devons faire connaître en outre les dispositions
extérieures , qui facilitent la circulation veineuse des
membres inférieurs.

Les vaisseaux profonds sont protégés soit par des toiles
fibreuses,soit par des arcades de même nature sous lesquelles
ils passent sans être comprimés. N'ayant point à mentionner
les détails anatomiques, je ne fais que citer les faits généraux. Là, au contraire, où la contraction musculaire
peut aider à la régularisation du cours du sang , le muscle
se met en contact presque direct avec les vaisseaux ; mais
les orifices que ces vaisseaux traversent n'offrent-ils point
un obstacle à la marche du sang , et ne peuvent-ils point
être une cause anatomique qui. explique en partie la genèse de cette affection si commune, je veux parler des varices des membres inférieurs ?

M. Ledentu ramène à trois types les orifices fibreux que
traversent les vaisseaux du membre inférieur.

De ces orifices les uns sont simples, elliptiques, à grand
diamètre vertical, limités sur les bords par des fibres longitudinales, à leur extrémité par des fibres légèrement ar-
ciformes. Ces fibres sont peu denses, inextensibles, les orifices plus larges que les vaisseaux qui les traversent : les
tractions longitudinales opérées dans le sens de leur longueur ne les réduisent que très-difficilement à l'état de
simples fentes. D'autres anneaux répondent à un autre
type : ils présentent un orifice allongé, limité par trois bords
tranchants, tandis que le quatrième est émoussé et fait
suite à une gouttière. Le vaisseau est donc engagé obliquement dans un orifice elliptique : or, la pression , qui fait
effort de dedans en dehors étant toujours perpendiculaire
à la paroi du circuit, la paroi de vaisseau pourra se dilater

dans le sens du bord, qui se continue en gouttière, et par ce fait, se mettre à l'abri de tout étranglement.

Enfin les canaux musculo-fibreux, et je prends ici pour exemple le canal fibro-musculaire du soléaire, présentent une disposition telle, que toujours un déplacement dans un sens ou dans l'autre est permis. Ces conclusions qui s'appliquent à des vaisseaux normaux, ne sont plus vraies dès que ceux-ci sont variqueux. Aussi voit-on alors les canaux de dérivation prendre un développement exagéré.

Nous nous trouvons ici en face d'une opinion sur un fait qui intéresse trop notre sujet, pour que nous ne le mentionnions pas. M. Verneuil admet bien que la contraction du soléaire ne rétrécit pas le canal; mais, d'après lui, si l'on exerce une traction forcée sur ce muscle en fléchissant fortement le pied, on le met dans un état qui n'est ni le relâchement ni la contraction, et alors le doigt introduit dans l'anneau est sinon comprimé, du moins un peu serré. Cette condition est fréquemment réalisée à l'état physiologique dans la station et les attitudes où le pied est fléchi pendant un certain temps.

Cette donnée, on le voit, tendrait à expliquer la fréquence des varices dans les professions qui exigent les attitudes mentionnées.

M. Ledentu s'inscrit contre l'opinion de M. Verneuil : pour lui, dans toute position de flexion du pied qu'invoque M. Verneuil, comme amenant la traction du soléaire, celui-ci, cherchant à lutter contre les muscles de la région antérieure de la jambe, agit non comme muscle distendu, mais comme muscle contracté et ne pouvant par conséquent produire une diminution de calibre. De plus, sur le vivant, cette flexion forcée du pied est une attitude tout à fait exceptionnelle : dans la station, la position du pied est intermédiaire entre la flexion et l'extension ; elle se rapproche plus de l'extension que de la flexion alors que le corps est penché en avant. Aussi M. Ledentu refuse à l'anneau du soléaire et aux anneaux fibreux en général toute influence sur la production des varices, tout en reconnaissant qu'ils peuvent aider à leur développement, une fois qu'elles sont produites.

CONSIDÉRATIONS PHYSIOLOGIQUES.

Marche du sang veineux ; les conditions qui l'influencent.

Bérard, Longet et la plupart des physiologistes admettent que le seul rôle des valvules est de lutter contre le reflux du sang.

Quant au sens du courant, il est dirigé au pied des plans profonds vers les superficiels. A la jambe et à la cuisse, il suit une marche inverse. Parmi les causes qui régissent la marche du sang veineux, dans le système général, il en est qui s'exercent plus spécialement et avec plus d'énergie au membre inférieur que dans les autres parties du corps.

Nous ne parlerons que comme souvenir de la vis à tergo, de l'aspiration thoracique, qui n'agissent pas ici plus particulièrement qu'ailleurs. De même, de l'élasticité et contractilité des veines, bien que leur structure laisse à penser que ces deux propriétés agissent ici plus puissamment. Ces forces suffisent seules quand le corps est au repos dans la position horizontale ; mais, pour lutter contre la pesanteur, dans la position verticale et à l'état dynamique, il est des causes auxiliaires qui sont : 1° un phénomène physique, la pression du pied sur le sol ; 2° un phénomène physiologique, la contraction musculaire.

Pour comprendre le premier phénomène, il faut se rappeler qu'au pied le courant sanguin se dirige des veines profondes aux superficielles, des veines plantaires vers les dorsales. La cause d'accélération soit à l'état de repos, soit dans le moment de contraction du court fléchisseur des orteils, qui redresse alors la courbe de l'aponévrose plan-

taire, cette cause, disons-nous, n'agit qu'aux deux extrémités : en avant, par l'intermédiaire de la graisse sous-
cutanée qui transmet à la graisse profonde et partant aux
origines vasculaires, la pression exercée sur le sol : en ar-
rière, les veines calcanéennes superficielles reçoivent directement l'impulsion. De sorte que les anastomoses latérales,
entre le plexus plantaire sous-aponévrotique et le réseau
dorsal d'une part, entre les plantaires internes et les pédieuses, d'autre part, transmettent au plan le plus élevé l'impulsion communiquée, et en outre les voies des plantaires
profondes sont d'autant plus largement ouvertes, que la
contraction du court fléchisseur des orteils, tend l'aponévrose plantaire. A la partie interne, l'anastomose constante
qui relie les plantaires à la saphène et qui prévient l'engor-
gement passif de ces veines à l'anneau de l'adducteur du
gros orteil, s'ouvre devant le courant sanguin et transmet
une impulsion plus directe à la colonne liquide, située au-
dessus de la malléole interne.

La contraction des muscles de la région, qui se fait peu
de temps après que le pied a touché le sol, ne fait que
hâter le dégorgement dans les veines plus élevées.

Dans la jambe, le sang se partage en trois courants :
1° l'un continue son trajet dans les saphènes et leurs branches communicantes; 2° le second s'engage dans les anastomoses directes qui relient le réseau sous-cutané aux tibiales et aux péronières ; 3° le troisième pénètre dans les
muscles par les anastomoses indirectes.

A la jambe comme à la cuisse, le sens du courant est centripète : aussi faut-il que la force d'impulsion communiquée
par le pied, au contenu des veines superficielles, soit considérable (du moins est-il permis de le préjuger), puisque
c'est cette force qui unie aux forces secondaires, déjà citées
ouà citer encore, fait cheminer le sang jusqu'à l'embouchure de la saphène interne. Plus la tension sera grande

dans les veines profondes, moins facile sera l'écoulement, le courant n'ayant d'autre voie que les branches de dérivation qui franchissent l'obstacle.

Action musculaire.

Il reste à étudier l'action de la contraction musculaire. Elle s'exerce sur les vaisseaux situés en dehors d'eux et les veines qui les traversent.

Les faits expérimentaux nous apprennent qu'un muscle se contractant, son volume ne change pas, mais son diamètre transversal augmentant proportionnellement au raccourcissement, le vaisseau placé d'une manière fixe à côté du muscle, subira dans toute sa longueur une pression égale et le jeu des valvules aidant, le sang sera chassé par la partie supérieure du vaisseau. Les vaisseaux étant protégés par leur gaine fibreuse, il en résulte que l'action musculaire est limitée, douce et non brusque, et cette action, surprenant le sang dans une certaine rapidité, accélérera encore sa vitesse, sans se borner à rabattre les valvules.

Mais que la circulation vienne à se ralentir ou même à s'arrêter, la contraction musculaire aura pour résultat d'abaisser les valvules et ce fait continuant de les fatiguer et relâcher ; l'une cédant alors au reflux du sang, la valvule au-dessous supportera une pression double et subira les mêmes avaries. Le tronc de la veine se dilatera, deviendra variqueux, les anastomoses avec les veines superficielles incomplétement protégées par leurs valvules, se laisseront distendre, d'autant plus qu'elles n'ont pour soutien ni muscles, ni lames aponévrotiques. Avant d'étudier dans quelles conditions l'individu peut se trouver à l'état de repos ou de mouvement, notons le rapport qui peut se produire entre la tension et la vitesse du sang. La tension varie suivant que le liquide est ou n'est pas en mouvement, et dans le premier cas suivant que la vitesse de l'écoulement est faible ou intense. L'accélération de la vitesse produit une diminution de tension, le ralentissement l'effet inverse ; mais si la vitesse augmentant, la force impulsive, qui détermine cette vitesse, augmente proportionnellement plus que la facilité de l'écoulement, au lieu d'une diminution de tension, il y aura une exagération, et si ces phénomènes se passent dans un tube élastique, ils s'accuseront par une dilatation plus ou moins grande.

Or que se passe-t-il chez l'homme debout ? L'impulsion du pied manquant, la circulation languit. Que des contractions musculaires surgissent, elles amènent une augmentation subite de tension, et comme au pied cette tension est faible, l'écoulement a plus de tendance à se faire dans ce sens ; les valvules se rabattent ; elles sont violentées, et ces phénomènes se reproduisant amènent peu à peu leur affaiblissement et leur insuffisance. Ce sont là les conditions de tous les gens condamnés aux varices ; ils sont longtemps stationnaires, se meuvent et contractent beaucoup plus les muscles de la jambe que ceux du pied.

Circulation intrà-musculaire.

On est certes bien en droit de conclure que les anastomoses indirectes ou intra-musculaires font bénéficier la circulation de la contraction musculaire. Quel est alors le mécanisme de la marche du sang ?

Le muscle relâché se laisse aisément pénétrer par le sang. Vient-il à se contracter, les canaux veineux sont oblitérés, le reflux n'est pas possible, et le sang, par la pression qu'il reçoit, ayant sa tension considérablement augmentée, est lancé violemment dans les veines profondes. Les mêmes phénomènes se passent dans les petits vaisseaux.

A la contraction succède le relâchement ; le muscle reprend sa forme ordinaire et les veines leur calibre, peut-être avec un mouvement d'aspiration ; le courant s'établit de nouveau ; les actions musculaires de même, mais dans un ordre déterminé. C'est le pied qui ouvre la série, puis les muscles postérieurs de la jambe, et enfin ceux de la cuisse. La cause d'accélération la plus puissante de la circulation veineuse dans la marche consiste donc dans l'alternative et la succession des contractions musculaires.

En quoi sont modifiées ces conditions dans les attitudes qui, comme la station, influencent la production des varices?

Sans parler de l'action des ligaments qui maintiennent en partie la rectitude de l'homme debout, il est certain que les muscles du tronc comme ceux du membre inférieur interviennent plus ou moins d'une façon permanente. Aussi les muscles appliqués sur des veines situées ou non dans leur épaisseur sont contractés en même temps que leurs antagonistes et que les muscles de l'étage supérieur du membre. Le sang qui monte dans les veines rencontre donc dans la colonne de liquide située au-dessus une tension au moins égale, sinon supérieure à la sienne. Aussi le sang a-t-il de la peine à sortir de l'épaisseur du muscle. Et cette contraction permanente qui tient le milieu entre la tonicité musculaire et la contraction énergique, fait que l'impulsion qui vient des branches anastomotiques superficielles est supprimée, et que la compression s'exécute de même sur l'orifice de sortie des vaisseaux à leur terminaison. Et la circulation artérielle se faisant toujours, il se produit dans chaque muscle une accumulation de sang qui augmente la tension, de sorte que le sang refoule les parois des vaisseaux ; les valvules deviennent insuffisantes, la dilatation gagne les branches inférieures, les anastomoses et les veines cutanées. Dans ces conditions, les varices superficielles marchent vite, la force impulsive des

muscles se partageant entre les veines profondes et les superficielles. L'élasticité et l'étendue du champ de ces dernières permettent de donner place au sang que les anastomoses ne peuvent admettre sans qu'il s'ensuive une grande
augmentation de tension. De ces conditions il ne peut résulter qu'une diminution de vitesse.

Or la diminution de la vitesse dans les veines superficielles est-elle capable d'amener à elle seule leur dilatation ?

Dans une veine du membre inférieur, l'action de la pesanteur ou la pression qui en résulte sur un point quelconque est représentée par le poids d'une colonne de sang
ayant pour base la surface observée et pour hauteur la
distance de son centre au cœur. Or cette distance est la
même que cette vitesse soit grande ou qu'elle soit faible.
Cette force n'a donc aucune influence directe sur l'apparition des varices ; mais la vitesse de l'écoulement indique
une impulsion plus énergique partie d'en bas ; la résis-
tance des vaisseaux superficiels n'étant pas changée, il se
produit en eux une exagération de tension ou bien une
tendance à la dilatation quand la vitesse est plus rapide.
Les faits expérimentaux prouvent ce fait d'une manière
irrécusable.

Telle est l'action des influences mécaniques qui peuvent
expliquer sans doute la genèse de certaines varices, mais
qui sont impuissantes pour l'explication de ces nombreux
cas où la phlébectasie naît spontanément. Aussi dans ces
derniers faits a-t on dû et légitimement invoquer une prédisposition particulière, et cela d'autant mieux que les
lésions sont consécutives à la dilatation.

Varices. — *Définition.*

On donne le nom de varice à une dilatation plus ou
moins durable et permanente du système veineux. Cette

dilatation porte non-seulement sur les gros troncs, mais encore sur les branches des rameaux et jusque sur les ramifications capillaires. Des noms différents sont appliqués à cette affection, suivant que les petites branches et les rameaux les plus déliés sont affectés (tumeurs érectiles veineuses) ou les grosses et moyennes branches.

Relativement à leur forme (1), Follin divise les varices en cylindroïdes ou non circonscrites, et en ampullaires ou circonscrites. Les premières peuvent être rectilignes ou serpentines ; les varices serpentines groupées entre elles se présentent sous forme d'une masse veineuse qui porte le nom de tumeur variqueuse.

Les varices circonscrites ou ampullaires peuvent être circonférentielles, se borner par conséquent à toute la circonférence du vaisseau, ou latérales, un des points seulement étant dilaté. Cette dilatation peut être divisée en plusieurs cellules par suite de divisions (varices multiloculaires), et parfois perdre toute communication avec le vaisseau (varices kysteuses).

Les varices des membres inférieurs peuvent être profondes et sous-cutanées.

ÉTIOLOGIE.

Les détails physiologiques dans lesquels nous sommes entré sur la pathologie des varices nous permettront d'être bref sur la question d'étiologie.

C'est seulement à titre de souvenir que nous mentionnerons l'opinion ancienne que l'on avait avant la découverte de la circulation sur l'origine des varices. Les idées humoristiques étaient en faveur : c'était à un sang mélancolique qu'était attribuée la production des varices.

____

(1) Follin, Traité de Pathologie externe, t. II, p. 540.

La circulation découverte, on rechercha des causes physiques, physiologiques et anatomiques.

L'observation quotidienne des faits apprend qu'en face de nombreux phénomènes de compression n'amenant pas de varices par eux-mêmes, si pour certains cas de varices on peut invoquer une origine mécanique, il en est d'autres pour lesquels on ne peut invoquer qu'une modification des parois, sur la nature de laquelle on n'est guère fixé. On accuse alors une prédisposition particulière.

Toutes les constitutions sont passibles de cette affection : les tempéraments secs, musculaires et pléthoriques, comme les tempéraments mous et lymphatiques. Billroth avance que chez beaucoup d'hommes porteurs de varicosités, on trouve une longueur disproportionnée des membres inférieurs.

Nous avons pu observer des cas de varices chez des personnes sédentaires, douées d'un embonpoint considérable. Devant ces observations, il ne nous est pas possible de ne pas admettre que l'accumulation de graisse n'agisse au moins comme cause prédisposante.

Nous ne rencontrons guère dans nos hôpitaux, comme variqueux que des gens dans la force et la maturité de l'âge : si on en trouve chez les vieillards, elles sont le plus souvent de date ancienne. Bégin pense au contraire que la vieillesse favorise la formation de varices à cause de l'affaiblissement que subissent alors les parois des veines. Cette affection semble respecter les enfants et les adolescents.

Nous partageons l'indécision des auteurs relativement à la fréquence des varices. Chez les femmes on pourrait invoquer comme causes, les grossesses répétées : les époques critiques et les suppressions menstruelles les exposent a des phlébectasies métastatiques. Briquet a observé à la Salpêtrière, des ruptures spontanées de varices, remplaçant le flux cataménial. Les influences professionnelles, comprenant les travaux pénibles où la station verticale est exigée et où les individus sont soumis à l'humidité, paraissent porter beaucoup plus sur les hommes.

On doit faire jouer un certain rôle aux prédispositions individuelles ou héréditaires. Blandin cite une famille où le père et les trois fils étaient affectés de varicocèle. La transmission des maladies vasculaires est aujourd'hui un fait bien et dûment observé : nous avons entendu maintes fois certains de nos maîtres appeler notre attention sur la coïncidence des maladies chroniques du cœur avec ces sinuosités artérielles qu'ils regardaient comme un cachet arthritique ; ils rattachaient les varices à la même nature d'affection : un de nos malades affecté de varices, a pu nous assurer que son père avait succombé à une attaque d'apoplexie.

Parmi les causes physiques, la pesanteur n'agit qu'au moment où les valvules sont devenues insuffisantes. Comme faits de même nature, nous citerons tous les phénomènes de compression, tous les phénomènes mécaniques, qui agissent à l'extérieur comme à l'intérieur des vaisseaux. Dans les premiers, mentionnons toute action agissant soit dans l'abdomen, comme tumeur (grossesse, accumulation de matières fécales, dîtes scybales, tumeur organique, etc.), soit dans le membre lui-même comme tout lien constricteur (jarretière, etc.). M. Cloquet a vu à l'hôpital Saint-Louis, en 1821, une femme qui portait dans le ventre une tumeur volumineuse située au-devant de la colonne vertébrale et qui exerçait une forte compression sur la veine-cave inférieure. Chez cette femme, les veines superficielles des membres abdominaux du ventre, des fesses et de la vulve formaient des tumeurs violacées dont plusieurs étaient plus grosses que le poing. Il en est de même de l'oblitération d'un tronc veineux : les parties situées au-dessous se changent en cordons fibreux; dans d'autres cas, ces veines deviennent variqueuses.

Quant à l'influence des lésions physiques pour produire des varices, elle est prouvée par les faits. Velpeau a rapporté l'exemple suivant : « Un portefaix avait reçu un violent coup de bâton sur la partie inférieure du tibia. Les résolutifs et la compression firent disparaître l'épanchement sanguin ; mais la veine saphène d'abord cachée dans ce foyer resta molle et du volume du pouce dans l'étendue de deux travers de doigt, quoiqu'elle n'offrît rien de pariculier avant l'accident. »

Nous avons envisagé plus haut les causes anatomiques qui, pour M. Verneuil, expliquaient la genèse des varices, l'espèce d'étranglement que subiraient les veines au niveau des orifices aponévrotiques, question qui a étéjugée négativement par M. Ledentu.

Leur structure paraît les prédisposer aux varices ; distendues par le sang, quelques auteurs prétendent qu'elles ne seraient pas assez fortes pour ne pas céder à un certain degré de pression latérale excentrique.

Les valvules qui à l'état sain, contrarient l'action de la pesanteur, du moment où elles sont devenues insuffisantes, permettent à la pesanteur d'entrer en cause dans la genèse des varices.

M. Briquet ayant observé que dans la classe de la société qui fournit le plus de variqueux, les ouvriers, ceux-ci font le moins d'usage de liens circulaires, qu'en outre dans les cas de compression, la grossesse par exemple, la dilatation des veines commence avant que l'utérus puisse exercer une compression bien forte sur les veines iliaques, M. Briquet disons-nous, n'admet qu'une cause physiologique : les veines parcourues par un sang des plus riches ou en plus grande quantité, seraient influencées physiologiquement ; par suite d'un surcroît d'activité, la fatigue des parois d'abord et leur dilatation, leur hypertrophie ensuite en résulterait.

Les causes physiologiques tenant à la circulation des
membres inférieurs, jouent le plus grand rôle dans la
genèse des varices. Nous en avons déjà parlé quand nous
avons étudié la circulation du membre inférieur, et ce que
nous avons dit donne l'explication de la fréquence des
varices chez les individus obligés à la station debout, aux
efforts musculaires qui rendent la respiration moins régulière. Aussi les imprimeurs, forgerons, ouvriers des ports,
cuisiniers, etc., sont fort sujets à cette affection.

En résumé donc la cause des phlébectasies est surtout un
obstacle au retour du sang veineux par pression sur la
veine et diminution de son calibre exercée sur un ou plu·
sieurs points. Mais encore, dit Billroth (1) : « Faut-il que
l'obstacle ne naisse pas tout d'un coup : car un empêchement subit du retour du sang veineux ne produit ordinaique l'œdème. Tel est l'effet de la ligature d'un gros tronc
veineux ou d'une thrombose rapidement développée. Il faut
donc que la pression agisse lentement sur le tronc veineux :
cette condition n'est pas suffisante ; car souvent une pression qui augmente d'une manière insensible ne produit pas
de dilatation variqueuse, mais développe une circulation
collatérale plus abondante qui fait que rien n'est modifié,
ou qu'il ne se déclare qu'un peu d'œdème dur. Il faut qu'il
y ait en même temps une prédisposition aux dilatations
vasculaires, une certaine laxité, une extensibilité des
parois veineuses. »

ANATOMIE PATHOLOGIQUE.

Avec M. Briquet, on admet trois degrés dans la dilatation

____

(1) Traité de Pathologie chirurg., p. 641.

variqueuse des veines. Dans un premier degré, les veines sont simplement dilatées, les parois saines sont susceptibles de revenir sur elles-mêmes dès que la cause compressive a cessé.

Dans ce premier degré qui n'est point un état pathologique, tout se borne à une mise en jeu des propriétés physiologiques : que la cause soit enlevée, les veines dont la dilatation a égalé le volume de plumes de corbeaux, reviennent à leur volume premier.

Cet état correspondrait surtout à la catégorie des varices symptomatiques. Inutile de dire que le sang, dans ce cas, reste toujours fluide et qu'aucune complication ne surgit d'elle même : en même temps on peut remarquer la coïncidence de l'hyperémie d'un organe. Dans un deuxième degré, à la dilatation de la veine se sont ajoutées des modifications des parois dont la principale est l'épaississement.

Cruveilhier a trouvé la tunique interne tantôt intacte tantôt ramollie et friable, jamais érodée ni rompue, rarement hypertrophiée. Elle est plissée longitudinalement par le fait du retrait de la tunique moyenne hypertrophiée. Celle-ci est plus épaisse, varie de la couleur rouge à la couleur gris terne; les fibres transversales y sont plus nettement dessinées qu'à l'état normal et elles apparaissent dans les veines où elles avaient échappé à la vue. Cette hypertrophie musculaire rend la veine analogue à l'artère, c'est-à-dire béante quand elle est incisée et par suite susceptible d'occasionner de fortes hémorrhagies. .

A cet état anatomique correspond un changement de forme: comme il y a hypertrophie en longueur, les veines deviennent flexueuses décrivant des courbes plus ou moins marquées. Le sang peut rester liquide ou être altéré: il y a en effet, dit Virchow, des cavités à parois lisses dans lesquelles on trouve le sang liquide ou altéré. Les auteurs modernes ont fait jouer un rôle considérable à cet état lisse de la membrane interne, maintenant, d'après eux, le sang liquide ; rien d'étonnant alors qu'à un état sain de cette paroi observé assez souvent, réponde l'état normal du sang : rien d'étonnant non plus qu'une modification physique dans la constitution de cette membrane, comme elle peut exister à ce degré, change l'état du sang. Il y a bien hypertrophie des fibres musculaires, mais ces fibres elles-mêmes ne sont pas augmentées en nombre et sont par conséquent devenues insuffisantes à faire progresser le sang dans un vaisseau dont le calibre est devenu six à huit fois plus grand. En outre de l'augmentation de volume des fibres musculaires, l'examen anatomique apprend qu'il s'est interposé entre les fibres musculaires, une certaine quantité de tissu conjonctif.

Dans un troisième degré, les altérations des parois vont en augmentant et les renflements partiels qui apparaissent sont presque la caractéristique de cet état. En effet, la tunique interne, celluleuse, peut bien participer également à l'hypertrophie, mais l'hypertrophie de la tunique moyenne n'est pas génerale ; il est des points où par suite de la distension, de la déchirure des fibres moyennes qui semblent manquer, il se produit des dilatations partielles, ampullaires, fusiformes qui, en se surajoutant, augmentent la longueur de la veine en la rendant flexueuse. Occupant le côté antérieur ou latéral, ces dilatations forment une poche plus ou moins volumineuse. La membrane moyenne étant de plus moins extensible que les membranes internes et externe, et devenue ramollie, elle peut en dernier lieu se rompre. La veine se présente alors avec de petites perforations arrivées spontanément, ou à la suite d'une violence extérieure et l'hémorrhagie de s'établir. Ces renflements variqueux que nous venons de mentionner, peuvent jusqu'à un certain point se rendre indépendants. On peut

bien se figurer une séparation complète, lorsque l'étranglement porte sur des dilatations variqueuses que nous
savons n'être reliées au tronc vasculaire principal que par
une étroite communication: ce sont alors de véritables
kystes sanguins. La conservation du sang dans une semblable cavité n'aurait rien que d'assez insolite, dit Virchow,
si pour résoudre la question on n'admettait la persistance
d'une communication par des vaisseaux collatéraux très-
fins qui s'ouvrent dans la cavité. C'est au moins le cas
pour certaines poches sanguines produites à la suite de
traumatisme.

Ces renflements variqueux, dit Follin, se forment de
préférence à la saphène interne, au tiers inférieur de la
cuisse, à la partie supérieure de la jambe ; on ne les voit
jamais à la partie inférieure ou externe du membre.

Ce degré est remarquable par des désordres nombreux
dans l'état des valvules. En totalité ou plus souvent en parties détruites, elles constituent un pont au voile membraneux
flottant, dans l'intérieur de la veine, suivant qu'elles
n'adhèrent aux parois vasculaires que par leurs deux
extrémités ou une seule.

A cet état, les veines possèdent encore quelque chose de
leur élasticité ; elles reviennent un peu sur elles-mêmes et
se dilatent encore par injection. Dans un ordre d'altération
plus avancé, la constitution physique des parois veineuses
a complétement changé. Elles sont devenues molles, to-
menteuses, rongeâtres et semblent carnifiées. Aussi leurs
propriétés physiologiques et en particulier leur élasticité
est-elle complétement perdue. Ces modifications s'accompagnent d'altérations profondes du sang et des parties am-
biantes. Soit à la suite de phlébite, soit par l'arrêt plus ou
moins complet de la circulation, le sang se coagule, distend
parfois jusqu'à les rompre, les bosselures latérales des
veines ou bien il dépose des couches de fibrine dans le fond

de ces poches anévrysmales. Plus tard, on peut trouver là
des corps très-durs, solides, arrondis qu'on appelle calculs
veineux; ces produits ne sont autres que des corps stratifiés,
consistant primitivement toujours en fibrine, mais pouvant
subir la transformation calcaire (1) et prendre alors l'aspect filiforme. Andral a trouvé dans la saphène externe,
en un point très-épaissi, une concrétion de phosphate de
chaux; à priori, rien d'étonnant que dans ces phases de
formation fibrillaire, des accidents de thrombose n'apparaissent.

L'apparition de ces nombreuses bosselures et le fait de
compression qui en résulte, ne sont pas sans agir sur les
tissus avoisinants. Nous avons mentionné la phlébite; ajou-
tons la périphlébite et ses terminaisons.

Le tissu cellulaire dense, induré, peut devenir spon-
gieux et plus vasculaire et souvent ecchymosé. La peau
est épaissie d'abord, amincie ensuite, luisante; elle se
colle aux varices et s'use par sa face profonde pour devenir
ulcérée au bout d'un temps plus ou moins long. Les os ne
présentent pas de modification; mais le tissu ambiant étant
induré et résistant sous le doigt, la veine au contraire se
laissant déprimer sur l'os, simule un canal creusé sur celui-
ci, simple illusion tactile qu'il suffit de mentionner.

Jusqu'aux travaux de M. Verneuil (1854-55) sur les varices, on admettait la fréquence extrême des varices sous-
cutanées et l'extrême rareté des varices sous-aponévro-
tiques. On pensait que, quand les veines profondes étaient
variqueuses, c'était consécutivement aux veines superficielles. M. Briquet avait cependant fait observer, dans
sa thèse de 1824, « qu'à l'endroit où la phlébectasie est le
plus prononcée, il y a des communications très-larges avec

(1) Billroth.

les veines profondes, qui sont larges à l'endroit d'où part la branche anastomotique, mais qui reprennent leur calibre. »

M. Verneuil a tour à tour démontré : 1° qu'alors que quelques veines de deuxième et troisième ordre étaient un peu dilatées, les branches perforantes et intermusculaires l'étaient considérablement, de même que les veines profondes ; 2° que dans des cas où les jambes ne présentaient point les varices superficielles, toutes les veines profondes étaient affectées.

L'observation vient confirmer ce qu'avait déjà énoncé la théorie, que c'est par les veines intra et intermusculaires que commencent les varices, et comme les masses musculaires sont plus abondantes à la partie postérieure qu'antérieure et que les veines péronières sont les plus larges, la dilatation affectera les tibiales postérieures et surtout les péronières.

On peut donc conclure avec M. Verneuil :

Toutes les fois que des varices superficielles spontanées existent sur le membre inférieur, on observe des varices profondes dans la région correspondante. La réciproque n'est pas vraie ; on peut trouver la dilatation des veines inter et intramusculaires, sans que les vaisseaux superficiels soient atteints ; mais les premières sont-elles dilatées, les dernières sont sur le point de le devenir.

La phlébectasie porte donc primitivement sur les veines profondes en général et dans les veines musculaires du mollet le plus souvent. Ces vaisseaux sont pris de dilatation d'abord, d'insuffisance ensuite.

SYMPTOMATOLOGIE.

Rechercher la relation des symptômes aux lésions est le but de la symptomatologie.

A peine les varices deviennent-elles superficielles, que les veines qui sont apparentes, les sous-tégumentaires, augmentent de volume et apparaissent sous forme de cordons saillants, reflétant une teinte bleuâtre et d'autant plus gros qu'on surprend le malade dans la station verticale et dans les phénomènes de l'effort musculaire, tout aussi bien qu'après un bain chaud. Çà et là sont des renflements veineux correspondant aux points où existent des valvules. La pression efface ces dilatations, qui sont du reste molles au toucher et présentent une fluctuation évidente. La veine glisse facilement sous la peau qui conserve et sa couleur et sa texture normales. Le développement progressif est, en général, assez lent, à moins que ces dilatations ne résultent de l'oblitération de la veine principale du membre. Quant aux veines tégumentaires, celles qui ne sont pas visibles à l'œil nu, l'effet de la dilatation est de les rendre visibles ; elles apparaissent alors sous forme de petites veinosités serpentines, rouges, qu'on dirait comme sculptées dans l'épaisseur du derme; nous ne pouvons mieux faire que de les comparer pour l'aspect à celui des étoiles de Verhyen, quand on a décortiqué le rein.

A un degré plus avancé, les veines en dehors de leur dilatation sont sinueuses; elles présentent des dilatations typiques. Ces dilatations sont molles, réductibles, donnant à la vue et au doigt, quand on les percute légèrement, une sensation de flot.

Un effort brusque, comme celui de la toux, communique la même sensation; quand on place alors un ou plusieurs doigts sur la veine, on sent un flot de sang en retour filer sous son doigt. Les efforts moins brusques, la contraction musculaire donnent à ces petites tumeurs une rénitence d'autant plus forte qu'on la reçoit dans un point supérieur de la veine.

Les renflements variqueux affectent la forme de tumeurs plus ou moins arrondies, faisant corps au début avec la veine, dont plus tard ils peuvent sembler indépendants ; leur volume moyen est celui d'nne noisette à un petit œuf. Ils perdent leurs caractères de mollesse et réductibilité avec les modifications qui s'opèrent dans le sang et les parois, pour acquérir parfois cette dureté symptomatique de cette calcification de caillot, connue sous le nom de phlébolithe.

Outre ces renflements variqueux partiels, les varices présentent des tumeurs résultant de l'agglomération, en un point circonscrit, d'un grand nombre de rameaux dilatés et analogues par leur aspect à un amas de lombrics, pour employer l'expression des classiques. Ces tumeurs ont leur siége principalement autour du genou ; nous les avons observées le plus souvent sur la face postéro-interne du tibia. La peau qui les recouvre et les sépare est ordinairement saine ; elle peut recevoir les modifications que nous avons mentionnées et mentionnerons.

Au pied, les lésions, si lésion il y a, s'arrêtent au 1re degré. Nous avons vu les rameaux veineux dilatés, faire saillie ; mais des dilatations partielles, à peine, marquées ; les veinosités tégumentaires y apparaissent tout particulièrement.

A la jambe, nous trouvons l'une et l'autre lésion, les dilatations partielles et ce qu'on est convenu d'appeler les tumeurs variqueuses. M. Briquet en a rencontré à la partie inférieure du mollet ; nous avons dit que leur summum de fréquence est autour du genou, principalement à la partie interne.

Les divisions de la saphène interne sont préalablement affectées : viennent ensuite les divisions de la saphène

externe, dont la dilatation coïncide toujours avec celles de
la première. Les dilatations de la saphène externe sont
surtout visibles à la terminaison de cette veine dans la poplitée : nous n'avons là jamais vu manquer les flexuosités
de la veine. A la partie inférieure du mollet paraissent
des branches transversales à droite et à gauche, le plus
souvent aussi dilatées. Enfin, à la partie externe du genou,
nous avons encore vu une masse variqueuse : à la cuisse,
la dilatation se borne à la saphène interne, dont les flexuosités sont remarquables. De la partie inférieure on voit
partir une branche de deuxième ordre souvent dilatée.

Dans la classe aisée de la société les malades soignent
leurs jambes. font un exercice modéré ; aussi il n'est d'autre
difformité que celle de la varice en elle-même. Parfois les
jambes, cependant, enflent un peu le soir, sont tendues et
douloureuses ; mais, chez les gens du peuple, forcés à un
travail quotidien, exposés aux causes inflammatoires, les
téguments se modifient ; leur couleur devient brunâtre, ils
s'indurent ou s'amincissent, et deviennent adhérents à la
veine. La jambe devient rouge, tendue, se déforme ; elle
acquiert à la pression une certaine induration ; sa tempé-
rature diminue ; le membre devient lourd et s'engourdit.
Enfin les complications naissent sous les moindres influences.

Mais nous avons vu que les varices superficielles sont
consécutives aux varices profondes ; celles-ci n'ont que
des caractères subjectifs à peu près, et qui par conséquent
ne possèdent qu'une valeur relative. Depuis que les travaux de M. Verneuil ont appelé l'attention des observa-
teurs sur ce point, on a pu constater que les individus
porteurs de varices profondes résistaient peu à la fatigue,
accusaient des sensations de fourmillement et d'engour-
dissement ; le membre devenait inhabile, impuissant. La
douleur, quand elle existait, était surtout localisée dans

l'épaisseur du mollet ; nulle ou disparaissant la nuit dans la position déclive, elle revenait le matin dans la station debout. Un peu d'œdème et de gonflement apparaissait le soir ; le membre augmentait de volume et présentait au toucher une sensation d'empâtement qui s'effaçait par le repos horizontal et la compression de bas en haut. « Dès que le membre est dégonflé, dit Follin, on perçoit bien l'état des choses, et, en particulier, des duretés qui sont dues à la coagulation spontanée du sang dans les veines profondes. En même temps, la peau devient pigmentée ; elle est le siége de démangeaisons, et parfois, comme dans certaines maladies du périoste, le siége aussi d'une sécrétion sudorale plus considérable. »

La marche des varices étant essentiellement lente et chronique, elles sont soumises dans leur durée à des complications qui sont, on peut le dire, plutôt la règle que l'exception.

On a souvent mentionné l'eczéma comme occasionné par la présence des varices. L'eczéma est l'éruption dartreuse par excellence, et ce vice général de l'économie, se traduisant par des éruptions cutanées, pourrait coïncider avec la production de varices qui ne seraient alors que la cause occasionnelle. Nous n'avons pas été en mesure encore d'observer des eczémas variqueux : ce que nous avons pu voir, c'est, comme nous le mentionnions plus haut, des taches pigmentaires, principalement à la partie inférieure de la jambe et sur le trajet des vaisseaux variqueux, le long de la saphène interne ; ces taches pigmentaires sont brunâtres, continues ou séparées par des îlots de peau saine. En examinant ces parties attentivement, nous les avons vues le siége d'une desquamation par petites plaques, et non de desquamation furfuracée. Nous avons interrogé avec soin les malades, qui nous ont répondu n'avoir pas ressenti ou fort peu de démangeaisons, dont M. Bazin fait un des caractères des affections de cette nature.

Les véritables complications des varices sont : la phlébite, les ulcères et l'hémorrhagie.

La phlébite attaque plus souvent les malades porteurs d'ulcères variqueux que de varices simples, les causes de phlébite ayant, dans le premier cas, une action immédiate.

Quoi qu'il en soit, les fatigues, les coups et contusions, les frottements répétés, le défaut de soins et l'application de corps irritants, l'action du froid, etc., la déterminent. Elle est le plus souvent adhésive, et forme une des terminaisons heureuses des varices par l'oblitération du canal, terminaison que poursuit le chirurgien par l'emploi des moyens curatifs. Cette phlébite peut être limitée à la veine, et alors celles-ci deviennent rondes, dures, douloureuses dans leur trajet ; sous son influence, un caillot se forme, lequel peut être repris par l'absorption quand la phlébite se termine par résolution ; mais ce n'est pas là le cas le plus commun : le plus souvent le caillot persiste après l'inflammation : on trouve alors sous le doigt une masse un peu consistante, séparée de la circulation veineuse. Les veines, en effet, ne sont plus perméables au sang ; la circulation ne les modifie en rien.

Mais que la phlébite soit simple ou provoquée par le médecin, il est rare qu'elle soit limitée à la paroi veineuse, le plus souvent il y a en même temps périphlébite, c'est-à-dire communication de l'inflammation au tissu cellulaire avoisinant. Une zone rouge enveloppe la veine dont elle forme les limites ; l'augmentation de volume des parties molles fait disparaître la saillie de la veine enveloppée dans un lit d'induration ; des douleurs lancinantes se font remarquer sur le trajet de la veine, et parfois quelques symptômes généraux légers viennent s'ajouter à ce cortége de symptômes locaux. Le plus souvent tout se termine par résolution au bout de quelques jours ; parfois il se forme là une petite tumeur chronique inflammatoire ; la peau est modérément rouge ; les parties indurées et des douleurs lancinantes parcourent de temps à autre la partie malade.

D'autres fois se remarquent quelques points fluctuants qui s'abcèdent quand le chirurgien ne les ouvre pas. Il est bien rare que l'infection purulente soit la terminaison de la phlébite.

ULCÈRES.

La complication la plus fréquente des varices, celle qu'on remarque le plus souvent dans nos hôpitaux, est bien l'ulcère. Les changements que les varices entraînent dans la nutrition des parties molles, en expliquent la genèse : les tissus sont le siége d'une irritation chronique ; les parties sous-cutanées deviennent dures et épaissies, la peau tendue ; les nouveaux produits, gênés dans leur nutrition, meurent eux-mêmes et, agissant par compression, amènent l'absorption des parties superficielles et à la suite l'ulcération.

Comment s'établit l'ulcère ? A l'occasion d'un petit accident quelquefois sans cause déterminante, dit M. Dolbeau :

« On voit une tuméfaction assez légère se présenter avec une peau violette, luisante. Cette tuméfaction s'accentue de plus en plus, et la peau se gerce (1).

D'autres fois l'ulcère arrive soit à la suite de la perforation de la veine, et il s'étend alors peu à peu ; soit par une excoriation de la peau à la suite d'un traumatisme. D'autres fois, c'est à la suite de phénomènes d'inflammation, inflammation simple, phlébite ou érysipèle ; enfin une cicatrice ancienne se rouvre et s'agrandit.

(1) Dolbeau, Leçons orales à la Fac. de méd. de Paris, 1869.

C'est au bas de la jambe, le long des malléoles, sur la face interne du tibia que se développent surtout ces ulcères. On peut en trouver encore sur les parties molles ; d'une manière générale, ils se trouvent de préférence plutôt sur les parties internes qu'externes, les varices débutant par la saphène interne.

L'ulcère variqueux à son début est ordinairement simple et superficiel, du moins pour les ulcères que le chirurgien voit se développer sous les yeux ; l'épiderme paraît seul détruit, le fond est rouge, superficiel, etc.

Il n'en est pas de même des ulcères dont sont porteurs les gens d'hôpitaux à leur entrée ; irrités par la marche, un traitement mal approprié et les fatigues de toute sorte, on les voit avec des ulcères déjà larges ; les bords en sont durs, coupés à pic, enflammés dans un rayon plus ou moins considérable. L'ulcère paraît profond à cause du gonflement des bords ; le fond en est sale et couvert de parties grisâtres qui ne sont autres que des lambeaux sphacélés. Les parties molles sont enflammées dans un circuit plus ou moins large, la peau est tendue, luisante, rouge, ou accusant une inflammation moins intense, et alors lie de vin. L'odeur qui se dégage de l'ulcère est très-forte.

Quand l'ulcère repose sur des parties osseuses, comme la face interne du tibia, il offre une forme serpigineuse; peu étendu en profondeur, il l'est beaucoup en surface; une partie se cicatrisant sous l'influence du traitement, l'ulcère grandit de l'autre côté. La peau, au lieu de glisser sur les parties sous-cutanées, est mince et adhérente à l'os ; sa couleur est vineuse, des bourgeons charnus peu exubérantes régularisent le fond de la plaie. Ces ulcères ne s'étendent pas en profondeur, ajoute M. le professeur Dolbeau (1).

(1) Dolbeau, Leçons orales à la Fac. de Méd., 1869.

Sur les parties molles, à la partie externe du membre, nous avons pu voir de petits ulcères à forme fistuleuse.

Une teinte lie de vin occupait la moitié inférieure de la jambe. Les parties environnant l'ulcère étaient épaissies et œdématiées; les bords étaient décollés et gonflés, le fond occupé par de gros bourgeons charnus et pleins d'un liquide sanieux.

Ces symptômes locaux sont parfois tellement intenses que l'on voit quelques malades présenter des phénomènes fébriles avec tremblement, céphalalgie, etc., et grâce à un traitement approprié, ces symptômes disparaissent rapidement.

Sous l'influence d'un état général ou sous l'influence de fatigues nombreuses, l'ulcère rougit et présente de petites hémorrhagies capillaires qui se continuent quelque temps malgré le repos ; nous avons pu voir quelques poussées de purpura accompagner l'état que nous décrivons.

D'autres fois, ces ulcères deviennent calleux, c'est-à-dire offrent un fond et des bords épaissis et acquièrent sous l'influence d'une inflammation chronique une dureté cartilagineuse.

Rarement l'ulcère est le point de départ d'inflammation à caractère phlegmoneux, le tout s'arrête à la période congestive ; le repos et les émollients ramènent les parties à l'état sain.

TRAITEMENT DES ULCÈRES.

Quand l'ulcère est compliqué d'inflammation, l'indication est de combattre celle-ci par le repos et des cataplasmes émollients appliqués sur l'ulcère. Sous cette influence, la plaie se déterge, un pus de bonne nature fait place à une sécrétion sanieuse plus ou moins hémorrhagique, les bourgeons charnus qui occupent le fond de la plaie augmentent parfois tellement de volume qu'on est obligé de réprimer leur croissance par le nitrate d'argent. Et comme le repos agit en même temps sur les varices en les diminuant, la cicatrisation arrive après un temps plus ou moins long ; les malades reprennent leurs travaux et de nombreuses récidives se préparent ainsi.

Quand la plaie est bien nettoyée par le cataplasme, et que tout symptôme inflammatoire a disparu, on remplace cette médication par la compression méthodique à l'aide de bandelettes de diachylon.

Depuis que Barynton a introduit dans la science la compression à l'aide de bandelettes de diachylon, cette méthode s'est généralisée, et aujourd'hui il n'est presque pas de chirurgien qui ne l'emploie.

Cependant Barynton s'était exagéré ses avantages ; il attribuait à sa méthode ce qu'il aurait dû attribuer en partie au repos et à la position horizontale.

La compression par les bandelettes a sur la compression ordinaire le double avantage d'être plus exacte d'abord ; de plus, la substance emplastique agit comme un excitant de la plaie dans ces cas nombreux où la pâleur des bourgeons charnus recèle une indication. Quoi qu'il en soit, sous l'influence de ces trois conditions, compression, repos, position horizontale, la suppuration diminue, l'ulcère prend l'aspect d'une plaie qui se cicatrise, les callosités disparaissent, la circulation favorisée par la compression extérieure se régularisant le plus possible, l'œdème se dissipe, et enfin un certain exercice est permis au malade ; mais sur ce dernier point la plus grande prudence est de rigueur, car les mouvements déplacent et relâchent l'appareil, et le membre est alors soumis aux inconvénients de la station. En même temps, les ulcères peuvent bénéficier du traitement curatif des varices ; nous en traiterons plus loin. La légère irritation des bandelettes peut se traduire par un peu d'érythème aux environs de la plaie, erythème s'accompagnant de cuissons, démangeaisons et parfois d'érysipèle. On cesse alors le traitement pour revenir aux émollients.

L'hémorrhagie résulte de la rupture d'une veine le plus souvent dans un point où la peau a subi un amincissement considérable. C'est à la suite d'un effort ou d'un coup violent qu'elle se produit.

Presque toujours la rupture a lieu sur une des veines de la partie inférieure de la jambe ; on l'a encore observée sur la saphène interne.

Précédée d'une légère inflammation et par conséquent de quelques douleurs dans les cas de traumatisme, l'hémorrhagie se fait sans douleurs, quand elle arrive à la suite de l'ulcération spontanée. Avant qu'elle n'ait lieu, il se forme une petite tache ronde qui s'agrandit et donne lieu à une ecchymose sous-épidermique. Tantôt le sang coule en bavant, d'autres fois c'est par un jet saccadé et rutilant ; ce qui s'explique par la transformation des parois veineuses dont la structure se rapproche de celle des artères, et par la dilatation des veinules et capillaires où le sang se désartérialise incomplétement. Cette hémorrhagie est le plus souvent abondante et s'accompagne des symptômes de toute perte de sang, et quoique la mort soit une terminaison rare, elle a été malheureusement observée un certain nombre de fois. Il est facile d'arrêter l'hémorrhagie par une pression simple quand les individus conservent une position tranquille, il n'y a de danger que quand le secours du médecin se fait trop longtemps attendre.

L'érysipèle, quand il naît autour de parties variqueuses, est remarquable, dit Follin, par sa coloration livide et sa marche lente et chronique ; il peut être le point de départ d'abcès uniques ou multiples.

MARCHE.

Nous avons mentionné les complications des varices; c'est
dire que leur marche est lente, chronique et surtout irrégu-
lière. Les fatigues aggravent l'état local, entretiennent les
ulcères, font naître les complications. Le repos et un traitement approprié les font disparaître ; maintes fois nous
avons pu observer des variqueux qui, par un repos prolongé,
voyaient leurs varices pour ainsi dire rétrocéder, ou pour
le moins se maintenir au même degré.

PRONOSTIC.

Le pronostic n'a évidemment qu'une valeur relative. Les
varices qui tiennent à une cause mécanique disparaissent,
la cause éloignée : telles sont les varices symptomatiques
de la grossesse et des tumeurs. Comme maladie simple, en
dehors des complications, cette affection est fâcheuse, puis-
qu'elle exige le changement d'un genre de vie que chacun
n'est pas toujours en puissance de résoudre. Comme complications, l'hémorrhagie est toujours redoutable : sa rareté en atténue la gravité : les ulcères exposent les malades,
par les complications inflammatoires, sous l'imminence
desquelles ils les placent. Enfin la phlébectasie emprunte sa
principale gravité à l'inefficacité fréquente de moyens de
traitement et au danger dont plusieurs sont accompagnés.

DIAGNOSTIC.

Le diagnostic des varices n'est pas difficile quand l'affection intéresse les veines sous-cutanées : à la cuisse et à
la jambe les veines à parcours sinueux se dessinent nettement. Les varices des vein s profondes ne peuvent jamais
être diagnostiquées avec certitue.

Des conscrits, pour se soustraire au service militaire, essayent de simuler des varices en comprimant circulairement la cuisse avec un lien : ils ne parviennent ainsi qu'à produire de l'œdème et une simple dilatation uniforme des veines sans flexuosités : le lien enlevé, les veines se dégonflent et manquent donc de tout symptôme extérieur de varices; de plus le membre conserve toujours des traces de l'agent constricteur, pour peu que la constriction ait duré longtemps.

Les anévrysmes sont animés de souffle et de mouvements d'expansion : la tumeur qu'ils forment est localisée. Les varices anévrysmales sont sur le trajet des artères : elles présentent du reste des bruits particuliers qui ne permettent point l'erreur.

Une petite hernie crurale peut parfois simuler une varice de la saphène, d'autant mieux que, dans l'une comme dans l'autre, les phénomènes d'efforts brusques leur communiquent une certaine impulsion : la compression fera disparaître la première qui ne peut rester tumeur fixe sans accidents, et non la deuxième.

TRAITEMENT DES VARICES.

C'est dans le traitement des varices que le chirurgien doit avoir la notion exacte de l'indication que fournit l'affection. Est-elle un phénomène critique ou succédané d'une autre hémorrhagie ? Est-elle sous l'influence d'une cause mécanique ou reconnaît-elle avec cette dernière cause une prédisposition particulière ?

Les varices du premier genre que nous mentionnons doivent être respectées; bien que rares, les auteurs cependant relatent des cas où des varices se présentant chez des individus pléthoriques et même asthmatiques, ceux-ci ont vu les symptômes de leur affection s'aggraver dès qu'un traitement palliatif et curatif s'adressait à leurs varices. Il en est de même des varices succédanées d'une autre hémorrhagie : les varices des femmes enceintes rentrent dans la même classe; la compression, même faite dans ces conditions, peut amener l'avortement.

Il est des varices qui peuvent reconnaître une cause exclusivement mécanique. C'est à ces causes que le chirurgien doit s'adresser : qu'il intervienne en enlevant une tumeur, qu'il modifie les conditions de l'individu en l'engageant à changer de profession si l'attitude verticale lui est par trop préjudiciable.

Mais l'insuffisance du chirurgien apparait dans ces nombreux cas où, vu l'extension de l'affection et sa spontanéité pour ainsi dire, vu la difficulté de la guérison, on est obligé de faire intervenir un état de prédisposition générale.

Nous devons, dit Billroth (1) « commencer par déclarer notre incompétence en tant qu'il s'agit d'indiquer un médicament capable d'anéantir la prédisposition à ces affections. Nous ne sommes pas non plus en état de combattre dans la plupart des cas les causes de pression, et c'est ainsi que nous arrivons à dire qu'en général les varices sont incurables.

Nous sommes forcés d'admettre que souvent le développement des varices, envisagé physiologiquement, n'est qu'un moyen de compensation employé par la nature pour remédier à des conditions de pression anormale dans le système vasculaire, et que nous n'aurons aucune chance de guérir les varices tant qu'il nous sera impossible d'en éloigner la cause première. Pour cette raison déjà, je rejette toute espèce d'opération ayant pour but d'enlever

____

(1) Traité de pathol. chirurg. génér., p. 643.

une ou plusieurs nodosités variqueuses. Songez que toute opération, faite sur les veines peut devenir dangereuse pour la vie, à raison d'une complication par thrombose et embolie, et vous serez d'accord avec moi pour considérer comme non justiciable cette opération. Et cependant, on l'exécute principalement en France et assez souvent la mort en est le résultat. Ainsi exprimée, cette opinion nous paraît être en désaccord avec les faits.

M. Verneuil, relativement au traitement, divise les varices en deux catégories :

Varices symptomatiques d'un obstacle mécanique, physiologique ou accidentel, temporaire et permanent, etc., toutes circonstances qui font prévoir une guérison spontanée; les veines de ce genre étant secondaires, c'est la cause productrice qu'il faut pallier ou détruire : dès lors opposer directement à la dilatation veineuse elle-même des opérations plus ou moins dangereuses serait une faute ou du moins une tentative inutile.

La deuxième catégorie comprend les dilatations veineuses nées spontanément ou sous l'influence de causes accidentelles, chute, coups, etc., ou bien encore par suite d'une action locale faible, mais longtemps prolongée, telle que celle qui résulte de l'attitude, des professions, etc. Ici les causes mécaniques nous paraissent plus capables d'accroître et de perpétuer la maladie que de lui donner naissance; la dilatation est d'ailleurs un mode pathologique commun à tout le système vasculaire, et qui prend souvent naissance en dehors de toute influence mécanique. Or, considérant ces varices, ajoute l'auteur de la division, comme une affection idiopathique, le chirurgien peut bien agir contre la cause mécanique et contre ses effets, mais il est presque impuissant contre la lésion de tissu qui se propage des rameaux aux ramuscules et envahit parfois jusqu'aux vaisseaux profonds. Aussi oblitère-t-on une veine principale variqueuse, la circulation collatérale s'établit et les nouvelles voies se dilatent et s'hypertrophient à leur tour ; de même dans l'extirpation de gros troncs dilatés.

On peut donc soulager, quelquefois suspendre le mal, bien rarement le guérir. Cependant la lenteur avec laquelle marchent communément les hypertrophies idiopathiques, les intermittences très-longues dans ce travail pathologique, l'action secondaire et assez légère des causes mécaniques adjuvantes, nous indiquent qu'en beaucoup de circonstances la médecine opératoire interviendra fructueusement et entravera, au moins pour un temps assez long, la marche du mal.

L'expérience a démontré depuis longtemps l'insuffisance de la médication générale ancienne : on a tour à tour abandonné les purgatifs et dépuratifs d'un autre âge comme méthode spéciale, tout aussi bien que les topiques toniques et astringents dans le but de rendre du ton aux parties.

En admettant la division de M. Verneuil, nous dirons que les moyens chirurgicaux proprement dits comprennent : 1° les opérations ayant pour but de favoriser le cours du sang dans les veines variqueuses sans intéresser la paroi de ces vaisseaux. C'est le traitement palliatif. Pour remplir ce but, ces opérations doivent agir d'une façon, sinon continue, du moins renouvelée. En dernier lieu, elles sont fort innocentes. Nous mentionnons comme telles : 1° la position. Ce moyen n'est généralement pas employé seul, mais uni à la compression ; — 2° la compression. Elle est générale ou locale. Celle-ci est médiate ou immédiate, suivant qu'elle est appliquée sur la veine à travers la peau ou sur la veine découverte ; nous ne nous en occuperons pas ici, cette méthode étant rangée dans celles qui interceptent le cours du sang dans le tissu veineux.

De la compression.

La compression est palliative ; elle prête un point d'appui à la paroi veineuse et favorise ainsi la circulation : elle empêche la dilatation et l'extension de cette dilatation aux rameaux encore sains. Employée depuis Hippocrate, elle comprend :

1° Les simples compressions par un bandage roulé ordinaire offrant le désavantage de se desserrer et par suite de présenter une compression inégale.

2° La compression par les bandelettes de diachylon. Celles-ci offrent l'inconvénient d'être inextensibles et de gêner le mouvement ; d'autre part, le contact de la substance emplastique est fort irritant pour la peau.

3° Le bas lacé est plus utile.

Il doit être en peau de chien chamoisée ou en coutil très-fin ; en un mot, il est fait en substance qui prête sans perdre de son élasticité. Pour rendre la compression plus douce et plus uniforme, on interpose entre le tégument et lui une masse de coton cardé. L'application en est difficile : on doit avoir soin de ne pas plus serrer en haut qu'en bas, pour éviter tout œdème.

4° Les bas élastiques, dits bas Leperdriel, joignent à l'élasticité une force de constriction assez grande : ils sont tissés moitié en fil de chanvre, moitié en fils de caoutchouc.

Il est nécessaire que le chirurgien surveille la compression de manière à juger si l'appareil est trop ou trop peu serré ; le bandage a peu de tendance à descendre : cependant, si la forme du membre y prédisposait, on le fixerait supérieurement à un caleçon, malgré les préceptes contraires de P. Boyer.

L'appareil compressif sera enlevé tous les soirs ; on évitera ainsi l'irritation consécutive à son emploi. Comme avantages, la compression a d'abord sur les autres celui d'être un moyen simple, et comme les varices diminuent avec l'âge et le repos, elle se substitue à la méthode curative tout d'abord, en attendant que l'âge puisse faire bénéficier le malade d'une guérison à peu près spontanée.

Elle facilite l'absorption des nouveaux produits ; aussi voit-on l'induration, l'épaississement de la peau disparaître autour des paquets variqueux et des ulcères. Il en est de même de l'œdème et de la dilatation capillaire des petits vaisseaux.

En fournissant un point d'appui aux vaisseaux, elle prévient ou modère l'ulcération de la peau et tous les accidents consécutifs.

Comme inconvénients, notons celui de la méthode d'abord qui n'est que palliative. De plus, comme tout ce qui est compression, elle se relâche. Il est des individus qui la supportent mal et chez lesquels elle amène une douleur et une fatigue extrêmes dans la marche. La sécrétion plus considérable de sueur qui résulte de l'application de l'appareil prédispose aux éruptions eczémateuses. La compression est-elle trop forte ? En outre de la tuméfaction et de la gêne douloureuse qui peut en résulter, elle peut amener peu à peu l'atrophie et la perte de forces du membre. Est-elle trop faible ? Elle manque son effet. De plus, certains pathologistes, et notamment les auteurs du Compendium, ont noté que la compression amène la dilatation des veines sous-cutanées de deuxième et troisième ordres.

Dans sa thèse de concours, M. Huguier a résumé les indications de la compression dans les divers cas suivants :

1° Quand la phlébectasie occupe la totalité du membre ;

2° Quand les varices sont récentes, fréquemment anastomosées avec les autres veines ;

3° Quand l'altération porte sur les veines de troisième ordre et que les gros troncs sont intacts ;

4° Quand la varice est unique ou forme une tumeur circonscrite

5° Quand les varices reposent sur un plan résistant;

6° Enfin, quand les varices sont symptomatiques d'un obstacle à la circulation veineuse.

Cette dernière indication n'est pas absolue. Dans les dernières conditions que nous supposons, on a vu des accidents de congestion céphalique arriver. Cependant, il est des femmes grosses qui supportent très-bien la compression ; c'est sans doute dans les cas où, la circulation des veines profondes et superficielles étant gênée, la compression a amené la dilatation des ramuscules veineux.

La compression ne convient pas aux varices idiopathiques ou quand les bosselures sont dures, inégales, pleines de caillots ou même de concrétions solides : dans ce cas, le bandage amènerait des ulcérations et autres accidents. Quant à la présence d'ulcères variqueux, ils ne contr'indiquent pas l'emploi de la compression.

Des douleurs, une enflure considérable augmentant par la station, commandent la compression au dire de MM. Bérard et Denonvilliers qui ajoutent : la compression convient surtout aux cas où la phlébectasie est exempte de complications graves.

Du débridement.

Quelques auteurs, M. Herapath, chirurgien de Bristol entre autres, songeant que la dilatation variqueuse est due quelquefois à un un obstacle extérieur qui comprime ou étrangle des saphènes au moment où elles traversent l'aponévrose d'enveloppe, a pensé à débrider l'orifice aponévrotique au jarret pour la saphène externe, au pli de l'aine pour la saphène interne. Un plein succès dans un cas est venu confirmer son idée : dans un deuxième cas, relaté par Malgaigne, pareille opération pratiquée à l'embouchure de la saphène interne a amené une phlébite et une ulcération de la veine, accidents qui n'eurent pas de résultats.

La phlébite, dit M. Verneuil, tend à se propager avec facilité et dans une étendue qu'il n'est pas possible de préciser. Or, il paraît dangereux d'agir sur la saphène interne ou sa terminaison; car, si l'oblitération gagnait la veine crurale ou l'iliaque externe, il pourrait en résulter des accidents sérieux. »

Ces procédés agissent donc en favorisant le cours du sang dans les varices : la réduction que je ne fais que mentionner, vu son rare emploi, débarrasse les caillots des veines.

Mais parfois ces procédés agissent accidentellement en déterminant la phlébite et la coagulation de la veine. Par ce dernier fait, ils se rapprochent des procédés que nous allons décrire et qui amènent l'arrêt du sang d'abord, l'occlusion du vaisseau ensuite.

Cette occlusion obtenue par l'inflammation s'effectue :

1° Par l'adhésion des parois internes entre elles.

2° Par la coagulation du sang dans l'intérieur de la veine ; le caillot adhère à la paroi et quand il se résorbe, la veine se rétracte s'épaissit et la cavité s'efface.

3° Par la cicatrisation isolée des deux bouts d'une veine divisée en travers avec ou sans perte de substance, cicatrisation qui s'obtient par inflammation adhésive ou coagulation.

Le but qu'on se propose est certes bien mieux rempli par ce dernier moyen : car toute veine qui est complétement divisée et surtout réséquée, s'oblitère nécessairement, l'adhésion des parois comme la coagulation pouvant n'être que temporaire.

Relativement à la manière dont on applique les procédés

d'oblitération, M. Verneuil admet trois grandes méthodes :

1° La méthode ancienne ou directe, dans laquelle on opère seulement la tumeur variqueuse isolée ou non. Cette méthode correspond à l'insuffisance de notions que possédaient les anciens sur la genèse des varices.

2° La méthode indirecte, dans laquelle on intercepte la circulation plus ou moins loin de la veine variqueuse.

3° Enfin la méthode moderne ou successive, qui n'est autre que l'emploi de l'une et de l'autre.

2e *classe*. — Opérations ayant pour but principalement d'évacuer le sang contenu dans les bosselures variqueuses.

Elles n'ont d'efficacité qu'alors qu'une inflammation préexiste ou se développe dans le point ponctionné ou incisé.

Cette deuxième classe comprend la saignée, la ponction, les petites et les grandes incisions longitudinales des tumeurs variqueuses.

Saignée. J.-L. Petit pratiquait la saignée sur la bosselure la plus large, qu'il y eût ou qu'il n'y eût pas ulcère, admettant dans ce dernier cas que la saignée guérissai l'ulcère. Cette saignée était faite sur des veines non enflammées, et dans lesquelles le sang circulait assez bien pour jaillir avec force et en quantité considérable. La blessure de la veine n'était pas plus grave qu'une simple saigené.

Ponctions et petites incisions évacuatrices.

J.-L. Petit et avant lui les anciens n'employaient cette méthode qu'autant que les veines étaient enflammés ou associait parfois la ligature et même la section à cette ponction.

Grandes incisions.

Elles furent mises en usage par J.-L. Petit et les anciens puis par Richerand.

Une large incision était pratiquée à la veine, les caillots enlevés, la veine bourrée de charpie : l'inflammation suppurative s'ensuivait, d'où l'oblitération. ·

Cette opération a été sévèrement jugée par les contemporains surtout : elle exposerait suivant eux à l'hémorrhagie et à l'infection purulente. On a mentionné néanmoins des faits de guérison : on possède aujourd'hui des moyens plus sûrs et plus puissants.

3e *classe.* — Opérations ayant pour but d'amener l'oblitération veineuse par l'adhésion primitive de la paroi interne des veines, sans solution de continuité dans le vaisseau.

Compression circonscrite médiate.

Son objet est l'arrêt du cours du sang dans un point de la veine par la formation d'une phlébite adhésive.

1° Travers fit la compression d'une tumeur variqueuse par des bandelettes agglutinatives et réussit.

2° Celles établit à l'aide d'un compresseur mécanique la compression de la saphène interne et réussit encore.

3° Sanson à l'aide d'un compresseur plus parfait a pu saisir la veine entre deux pelotes jusqu'à coagulation du sang dans son intérieur, auquel cas la pression n'est pas complète, ou jusqu'à l'inflammation adhésive. Ce procédé n'est pas plus radical que les autres. Il est difficile à appliquer et à maintenir : le pli de la peau tend à glisser et à se dégager quand on serre la plaque.

4° Vidal (de Cassis) a essayé les serres-fines sur la saphène interne saine et a réussi.

A priori on peut dire que tout semble indiquer la valeur de ce dernier procédé.

Il est possible de construire des serres-fines assez fortes pour une bonne compression et le maintien du pli de la peau. L'application en est facile : on peut les appliquer jusque sur les branches les plus ténues.

La coagulation sera bien plus facile par la segmentation des veines variqueuses en un certain nombre de petites colonnes sanguines.

5° M. Verneuil a proposé la suture enchevillée.

On passerait au-dessous de la veine quelques anses de fil qu'on lierait sur des chevilles placées à côté et parallèlement.

Ce procédé aurait l'avantage de permettre la compression de la veine dans toute son étendue ou aux deux extrémités et de rendre la pression ou plus forte ou plus faible à volonté.

6° Compression circonscrite immédiate.

Delpech, de Montpellier, disséquait la peau et la veine. Une lanière d'amadou maintenue latéralement était passée sous la veine qui s'enflammait et s'oblitérait, après quoi on retirait l'amadou, et, au dixième jour, la plaie était cicatrisée et la veine cachée sous la cicatrice.

Suivant l'auteur, ce procédé aurait l'avantage d'arrêter la phlébite à volonté et avec la certitude de la limiter. Il n'est pas possible de ne pas voir dans ce procédé des dangers de phlébite aussi imminents que dans d'autres.

7° Ligature temporaire.

Cette méthode comprend deux procédés :

Procédé de Freer, de Birmingham.

Il consiste à étreindre fortement la veine avec un fil qu'on enlève presque immédiatement. Les parois étant lacérées, on provoque une périphlébite ou phlébite externe qui amène la formation de caillots.

8° *Procédé de Wise*. — L'auteur emploie un nœud coulant, qu'il laisse durant six heures, tout le temps nécessaire pour produire la phlébite.

Ces procédés inspirent peu de confiance.

Procédés adhésifs mixtes.

Il est des procédés adhésifs mixtes, ainsi appelés parce que la compression porte en partie sur la veine par sa face profonde, en partie sur le tégument qui la recouvre. Un corps étranger intervient, tantôt ne traversant pas la veine, tantôt traversant la cavité.

Les téguments sont perforés pour laisser passer un fil ou une épingle, mais on ne cherche pas à en obtenir la mortification.

Ces procédés sont appliqués ou sur les veines variqueuses (méthode directe) ou sur le tronc principal sain (méthode indirecte), ou sur plusieurs points simultanément.

Attribué à Davat par les uns, à Velpeau par les autres, ce procédé consiste à aplatir les vaisseaux variqueux au moyen d'une aiguille et d'une suture entortillée, sans déterminer la moindre eschare, que Velpeau cherche au contraire à déterminer. On laisse l'épingle de dix à quatorze jours. Roux et Jobert ont employé ce procédé sans accidents, mais ce dernier chirurgien a accusé des récidives nombreuses.

La suture entortillée est difficile à pratiquer sur la veine variqueuse qu'on s'expose à perforer : on ne peut donc l'utiliser que par la méthode indirécte.

Suture temporaire de M. Davat.

Afin d'amener plus sûrement l'adhésion des parois veineuses, en les lésant sur deux points opposés, M. Davat conseille l'opération suivante :

Dans un premier temps, on passe une aiguille au-dessous de la veine. Celle-ci, soulevée par une anse de fil, permet l'introduction de la deuxième.

Dans un second temps, cette deuxième aiguille est portée perpendiculairement sur la veine, de sorte qu'entrant à quelques millimètres au-dessus de la première, elle traverse la paroi antérieure, puis la paroi postérieure de la veine en passant au-dessus de la première aiguille, et après avoir de nouveau percé la veine de part en part, vient sortir à quelques millimètres au-dessous de cette première aiguille.

Ce chirurgien n'a eu de succès qu'en agissant sur le tronc principal et sur les collatérales à diverses reprises, opérant du reste, tantôt sur une dilatation, tantôt sur les bosselures elles-mêmes.

L'adhésion arrive au bout de trente à quarante heures. Autour de la veine, se manifeste un inflammation légère du troisième au sixième jour. Autour de l'aiguille se produit un travail d'élimination ; on peut alors l'extraire, En observant de plus près ce qui se passe, l'auteur a vu la veine comprise dans l'épaisseur de l'épanchement qui se faisait autour d'elle : elle est contractée, blanchâtre, sans épaississement ; la membrane interne sans trace d'inflammation ; la cavité non perméable et à mesure que la tumeur extérieure se résorbe, la veine se transforme en un cordon arrondi, filiforme jusqu'aux premières veines.

M. Davat assimile ce phénomène à l'occlusion des veines ombilicales chez le fœtus et ne voit dans ce fait ni le résultat de l'épaississement des parois, ni une inflammation adhésive.

Cette opération a d'excellents résultats et présente peu de dangers : les veines s'oblitèrent assez vite ; la guérison persiste, les symptômes locaux sont presque insignifiants, les épngles peuvent être retirées du quatrième au cinquième jour.

Mais l'opération est assez souvent difficile ; il est malaisé de traverser la peau, qui, indurée souvent, résiste beaucoup.

M. Bonnet, qui a appliqué la méthode, a vu des récidives au bout de un, deux, quinze mois.

4ᵉ *classe*. — Ce quatrième groupe embrasse les opérations ayant pour but d'oblitérer les veines en coagulant le sang dans leur intérieur, par l'introduction d'un corps étranger physique ou chimique.

Deux conditions sont indispensables à la réussite : 1° la solidification du contenu ; 2° un certain degré de phlébite adhésive primitive ou consécutive ; car l'observation apprend que, si la formation du caillot ne s'accompagne pas d'inflammation de la paroi, la résorption est prompte et le vaisseau redevient perméable.

Ces opérations comprennent les procédés suivants :

1° Procédé de Graeffe. — La veine est divisée au-dessus de la varice la plus saillante. On introduit dans la cavité un morceau d'éponge ou un tampon de charpie, et on applique un appareil compressif par-dessus. On répète la même opération en deux ou trois endroits, suivant l'étendue des varices.

2° Séton. — Inspiré par Jameson en 1826, Velpeau appliqua ce procédé en 1835. On traverse simplement la veine avec une aiguille entraînant un fil qu'on laisse dans la cavité du vaisseau ; plusieurs peuvent être placés à la fois au-dessus et au-dessous du renflement variqueux ; on les remue de temps à autre : ils provoquent une phlébite adhésive, et par conséquent l'oblitération de la veine ; mais ils exposent plus que les autres procédés à la suppuration de la veine et à l'infection purulente.

3° Galvanopuncture. — C'est l'application du galvanisme, emprunté à la thérapeutique des anévrysmes.

Des auteurs, les uns parlent de l'absence d'accidents par

ce moyen ; pour d'autres, il exposerait aux gangrènes de la peau, aux suppurations abondantes, etc.

En résumé, dit M. Verneuil, nous ne regardons pas ce procédé comme très-avantageux dans la cure des varices.

5ᵉ *classe.* — Opération ayant pour but d'oblitérer les veines en interrompant leur continuité par une division simple ou même en faisant une perte de substance plus ou moins grande.

Deux points doivent être réalisés : 1° la division du vaisseau d'abord ; 2° l'occlusion et la cicatrisation des bouts divisés. Cette classe comprend trois grands modes opératoires.

I. *Division de la veine avec l'instrument tranchant, accompagnée de la compression.*

Ce mode opératoire comprend trois procédés :

1° La section à ciel ouvert, c'est-à-dire la section du vaisseau et tégument. Brodie (1816) et Velpeau l'ont mis en usage.

On passe un bistouri au-dessous de la veine et on incise vaisseau et tégument. On comprime le bout inférieur de la veine et on applique des bouts de charpie dans le fond de la plaie. Velpeau a eu quelques succès, Jobert bien plus de revers.

2° Section sous-cutanée (procédé de Brodie).

On introduit le bistouri entre la veine et la face profonde du tégument et le tranchant tourné vers la veine ; en le retirant, la veine est divisée. La compression arrête l'hémorrhagie et place au contact les surfaces opposées des deux bouts veineux. Au bout de quatre à cinq jours, on enlève le bandage : la plaie est le plus souvent cicatrisée ; la veine est toujours oblitérée ; les vaisseaux variqueux, situés au-dessous, perdent leur apparence morbide ; l'ulcère est rapidement modifié.

Les seuls accidents qu'on ait eu à observer sont un peu de périphlébite et un érysipèle léger.

3° Section avec perte de substance. Excision et résection.

Reina, chirurgien de Venise (1837), Lisfranc et Ricord ont employé, l'un l'incision, les autres la résection.

Bien que les faits n'infirment guère cette méthode de traitement, on peut dire que les procédés à ciel ouvert amènent plus sûrement la diffusion de l'inflammation et doivent être sacrifiés à des méthodes qui ont moins de péril.

II. *Division de la veine par la ligature avec ou sans plaie saignante préliminaire.*

Cette méthode renferme plusieurs procédés.

1° La ligature sous-cutanée.

Un même fil est passé sous la veine d'abord, puis entre la veine et la peau et lié latéralement.

Ce procédé paraît donner des guérisons plus certaines dans le varicocèle que dans les varices.

2° La ligature médiate.

Son caractère est d'étreindre la veine en même temps que les téguments qui la recouvrent : on abandonne à la nature le soin d'éliminer l'agent constricteur.

La division de la peau n'a aucun avantage.

3° La ligature médiate avec perte de substance de la peau.

Elle a été conçue, vers 1830, par Velpeau et Davat d'Aix.

On soulève la veine variqueuse dans un pli de la peau : deux à trois épingles traversent le pli cutané : à l'aide d'une suture entortillée ou circulaire, on étreint la partie de façon à en amener la mortification. On répéte l'opération en deux ou trois points.

L'inflammation locale passe quelquefois à la suppuration et donne lieu à de véritables abcès.

Velpeau l'a employée plus de cent cinquante fois sans éprouver de revers.

4° La ligature simple à ciel ouvert.

La veine était disséquée et liée.

Ce procédé dû à Everard Home a donné une très-large part de revers.

5° La ligature simple ou double avec section, incision ou excision de la veine, appliquée sur les tumeurs variqueuses ou au-dessus.

L'association de ces méthodes rend plus grandes les chances funestes.

6° La ligature double par le procédé de Dupuytren.

Ce procédé consiste à lier les veines au-dessus et au-dessous de la dilatation variqueuse : ainsi pour guérir les varices de jambe, on lierait la saphène interne au niveau de la malléole et au-dessus des condyles. D'après l'auteur, le sang contenu entre les deux ligatures stagne dans le vaisseau, et il se forme des caillots qui durcissent et sont ultérieurement résorbés.

Trois fois ce procédé mis en usage n'a amené que des résultats incomplets.

Cautérisation dans le traitement des varices.

Son but est de diviser sûrement le vaisseau sur lequel on la pratique, et d'amener ainsi l'interruption du sang et la cicatrisation isolée des deux bouts. Par ses deux côtés, elle se rapproche donc de la section et de la ligature.

Elle se fait à ciel ouvert, c'est-à-dire la peau étant d'abord divisée par l'instrument tranchant. Elle se fait par la méthode sous-cutanée, c'est-à-dire quand le caustique est appliqué sur la peau saine. En second lieu, elle est employée par la méthode directe ou indirecte ou combinée à d'autres, l'emploi des épingles par exemple, comme le faisait Bonnet.

Le caustique doit avoir une assez grande énergie, attaquer la peau et le paquet variqueux ou la veine variqueuse. Il doit avoir une action limitée, et en dernier lieu, dit Bonnet, il est très-utile que le caustique soit de nature chimique telle, qu'il amène la coagulation du sang, et par ce fait une oblitération sûre des extrémités divisées des veines.

Tour à tour on a employé la potasse caustique, puis le caustique de Vienne ; puis, vu la nature fluidifiante et alcaline, Bonnet leur substitua le chlorure de zinc, qui n'agit que sur la peau incisée ou dépouillée de son épiderme.

On emploie en général le caustique plusieurs fois et en plusieurs points.

Tous les chirurgiens sont d'accord pour en proscrire l'application au pied, au niveau des articulations et des parties osseuses.

Les lieux d'élection sont la partie supérieure de la jambe, la partie inférieure de la cuisse, les parties moyennes de la jambe et de la cuisse. Bonnet, partisan de la cautérisation successive, pense qu'il faut en éloigner les applications de quatre à cinq pouces.

L'application du caustique se fait par trois modes : 1° par la cautérisation immédiate ; 2° par la cautérisation médiate à travers l'épiderme ; 3° par la cautérisation médiate après dénudation du derme.

Cautérisation immédiate, procédé de M. Laugier.

La peau est-elle intacte sur la veine, on la découvre par une incision longitudinale. Est-elle amincie ou adhérente, on circonscrit entre deux incisions elliptiques la peau amincie et la veine, les lèvres de l'incision sont cautérisées pour que le sang ne se mélange pas au caustique.

Ce procédé manque de précision : no n'est pas sûr de diviser la veine ; de plus, l'incision cutanée expose à des accidents de plaies par instrument tranchant.

Cautérisation à travers la peau intacte.

Procédé d'A. Bérard.

Bérard place sur le vaisseau une couche assez épaisse de caustique de Vienne. Il fait varier la longueur de l'eschare entre 3 et 5 centimètres de long, sur 5 à 10 millimètres de large ; il suffit ordinairement de le laisser 20 minutes en place ; le plus souvent, une seconde application sur l'eschare, préalablement divisée, est nécessaire.

Cautérisation médiate après dénudation du derme.

Bonnet, avons-nous dit, a substitué la pâte de Canquoin à tous les autres caustiques. Celui-ci n'agissant pas à travers l'épiderme, on l'enlève par la vésication ou par l'application durant quelques minutes d'une légère couche de caustique de Vienne. Au centre d'un morceau de sparadrap de 1 centimètre de long sur 5 millimètres de large, on passe le chlorure de zinc, on l'applique sur la première eschare et on l'y maintient fixé pendant vingt-quatre heures. L'eschare est ferme, sèche et bien circonscrite ; on retrouve au milieu le tronçon de la veine bien reconnaissable. La réaction éliminatrice marche vite ; commencée le quatrième jour, elle est terminée le dixième : la plaie est rapidement cicatrisée, pas d'hémorrhagie n'est à craindre.

La douleur est plus intense avec le chlorure de zinc ; primitive ou consécutive, elle tient probablement à la lésion des filets nerveux satellites des veines.

On n'observe presque jamais d'hémorrhagie avec le chlorure de zinc.

L'inflammation éliminatrice peut donner naissance à des érysipèles, phlegmons, abcès : la phlébite est rare.

L'œdème presque éléphantiasique du membre tient probablement à la destruction des veines : on comprend le trouble de la cicatrisation profonde.

Injections coagulantes au perchlorure de fer.

C'est aujourd'hui la méthode généralement employée dans les hôpitaux et même la seule que nous ayons vu mettre en usage par nos maîtres, dans les varices des membres inférieurs du moins.

La liqueur à injection est une solution de perchlorure de fer, limpide, sans précipité au fond du vase et marquant 30° à l'aréomètre Beaumé : toutes conditions indispensables pour qu'il se forme dans l'intérieur de la veine un sel double d'albumine et de fer qui puisse sans danger subir un travail de résorption et non provoquer une inflammation éliminatrice, comme s'il y avait du peroxyde de fer ou de l'iode. Aussi faut-il injecter le perchlorure dans le sang liquide et pour cela ne point faire l'injection avant l'issue du sang de la veine.

A l'aide d'un trocart très-fin, on pénètre facilement dans la veine. La seringue de Pravaz s'adapte à la canule du trocart. Le malade est debout, situation qui amène un gonflement plus marqué des veines ; on enfonce obliquement le trocart afin d'arriver plus sûrement dans la cavité de la veine ; la seringue étant vissée, on fait exécuter au piston des demi tours ou des tours entiers suivant le volume de la seringue et correspondant à une goutte de liquide ; on injecte ainsi de deux à trente gouttes ; on retire la canule et on fait la compression de dix à quinze minutes, au bout de ce temps le caillot est formé. Le malade et reporté à son lit ; du premier au quatrième jour, on s'aperçoit que, vu la position couchée du malade et la densité plus grande du perchlorure de fer, le caillot s'est formé dans l'espace supérieur à l'injection et dans une étendue de plusieurs centimètres. Cette opération n'est pas ordinairement grave : il se produit le plus souvent un peu de périphlébite qui se termine par résolution, une petite eschare quand le liquide est injecté en dehors de la veine, rarement des abcès. L'observation n'a pas démontré non plus qu'il se formât dans ce cas des caillots migrateurs, des embolies. Au bout de quelque temps, le caillot diminue de consistance, le paquet variqueux et les varices, de volume.

Etudiant le caractère prétendu définitif de ces oblitérations veineuses, M. Broca qui avait étudié le caillot produit dans une varice par l'injection au perchlorure de fer, avance, que le caillot d'abord très-solide avait peu à peu diminué de consistance et finit par se dissoudre. L'oblitération n'avait duré que cinq années.

Pour que cette oblitération fût durable, il la faudrait accomplie par une phlébite adhésive ; sans en nier la possibilité, Velpeau et M. Gosselin la croient très-rare.

Le retour de la perméabilité et la reproduction des varices après injection coagulante est donc un fait hors de doute.

Seulement, la guérison temporaire peut être plus ou moins durable, selon que le caillot est plus ou moins long, et, comme l'a démontré M. Caron, de Péronne, la longueur du caillot est d'autant plus considérable que les veines sont moins flexueuses.

On ne fait qu'une injection à la fois à la même jambe ; on doit éviter que deux injections successives soient faites dans des points trop rapprochés et l'intervalle entre deux injections doit être de 10 à 15 jours.

Injection iodo-tannique.

Nous n'avons pas vu expérimenter la liqueur iodo-tannique. Les quelques faits généraux que nous relaterons sont empruntés à la pratique des chirurgiens de Lyon.

D'après M. Desgranges, la dose de cinq à sept gouttes équivaudrait à deux ou trois gouttes de perchlorure à 30°. La dose ordinaire de chaque ponction est de 10 à 15 gouttes ; des doses plus élevées ont pu être introduites : 60 et 84 gouttes ont pu être injectées sans accident.

Comme avantages sur l'injection au perchlorure de fer de l'injection iodo-tannique, les chirurgiens de Lyon, M. Desgranges le premier, avancent : 1° que l'injection iodo-tannique expose moins aux inflammations, la liqueur étant moins active que le perchlorure ; 2° que le caillot formé par l'iodure de tannin a beaucoup plus de tendance à se propager dans la veine ; 3° le caillot formé par l'iodure de tannin peut être dissous par les chlorures de sang, et il semble à M. Verneuil que l'oblitération de la veine est produite surtout par l'adhésion des parois internes et qu'elle persiste. Le caillot formé par le sel de fer, véritable corps étranger, est susceptible de résorption.

OBSERVATION I.

G... (Antoine-Joseph), âgé de 57 ans, homme de peine, entre à l'hôpital, service de M. Voillemier, le 4 mai 1869. Cet homme est porteur de varices énormes plus considérables du côté droit que du côté gauche. Sur la jambe de ce côté, apparaissent des dilatations variqueuses superficielles, du volume d'une grosse plume d'oie, plus marquées à la partie interne et de forme demi-cylindrique. Plus haut, vers le tiers supérieur de la jambe, on voit la saphène interne présenter une dilatation énorme jusqu'à

environ 14 centimètres du pli inguinal, dilatation sinueuse augmentant par la position debout, l'effort musculaire, etc.

Au membre droit, les varices sont superficielles et plus
marquées; le volume du membre est normal, pas d'empâtement, aucun signe qui indique des varices profondes.
Le malade raconte que son père avait des varices; depuis
l'âge de sept ans, il exerce la profession de briquetier, qui
exige la station debout et des efforts continuels. Les varices ont débuté, il y a dix-huit ans, par la saphène interne;
le malade en a été très-peu affecté; point de complications
qui l'aient empêché d'interrompre son travail; la dilatation seulé des veines augmentait peu à peu.

Le 10 mai, on pratique au malade une injection de
30 gouttes de perchlorure de fer au niveau du genou.
Pendant l'opération, le malade, debout sur une chaise,
ressentait des douleurs lancinantes très-aiguës, et malgré
les cataplasmes. Le lendemain, une forte rougeur dessinait
le trajet de la veine. Celle-ci était indurée avec une
partie de ses ramifications jusqu'au tiers inférieur de la
jambe, et l'induration remontait de 6 à 7 centimètres au-
dessus du point où s'était faite l'injection; la position du
membre avait permis au liquide, peu après l'injection,
de remonter en sens inverse. Les jours suivants, une zone
inflammatoire enveloppait la veine, dont la saillie avait
disparu. Les phénomènes peu à peu s'apaisèrent, et la saphène apparut avec des dilatations d'une consistance assez
dure. Aujourd'hui, ces dilatations partielles diminuent dans
leur dureté, de même que dans leur intervalle la consistance de la veine a faibli. A la partie interne du genou
seulement les phénomènes d'induration ont persisté, et le
16 juin, une incision légère au bistouri a donné issue à
un mélange de grumeaux de sang et de pus en petite
quantité.

L'état général un peu troublé les premiers jours de
l'injection, a été excellent dans la suite.

OBSERVATION II.

B... (Joseph), est entré le 8 avril à l'Hôtel-Dieu, service de M. Voillemier. Cet individu, homme de peine, est affecté de varices au membre inférieur, plus développées à droite. A la partie interne de la jambe droite, se trouvent de gros paquets variqueux; la suphène interne du même côté est très-dilatée, sinueuse, principalement en bas.

Le 15 avril, on pratique une injection de 40 gouttes de perchlorure de fer, au niveau du genou. Fortes douleurs lancinantes pendant toute la journée. Le lendemain, périphlébite tout le long de la saphène et induration qui a remonté au-dessus de l'injection de 8 centimètres au moins. Le malade a un peu de fièvre. Tout symptôme inflammatoire a disparu le 25 avril, et des dilatations dures et fermes apparaissent sur le trajet des vaisseaux indurés eux-mêmes; ces indurations diminuent peu à peu; aujourd'hui, 16 juin, la saphène se présente sous l'aspect d'un petit cordon dur; le paquet variqueux, établi sur la face interne du tibia, présente des vaisseaux d'un volume presque normal; la consistance est presque molle; les veines de la jambes ont le même aspect.

Le 3 juin, pareille injection de 20 gouttes de perchlorure de fer est pratiquée à la jambe gauche. Dans une première introduction du trocart, et bien qu'un peu de sang eût paru à l'extrémité, quelques gouttes de perchlorure sont introduites dans le tissu cellulaire, en dehors de la veine. Dans un deuxième essai, le trocart pénètre dans la veine. Les accidents consécutifs ont été encore moindres; à peine un peu de périphlébite; mais une eschare du tissu cellulaire pénètre par l'injection.

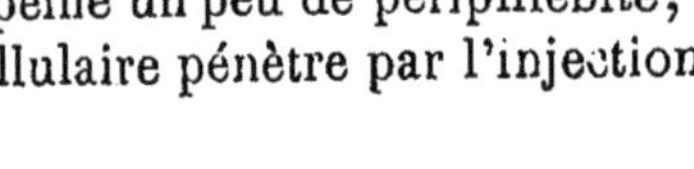

TABLE DES MATIÈRES

Paris. A. Parent, imprimeur de la Faculté de Médecine, rue Mr-le-Prince, 31.

A LA LIBRAIRIE ADRIEN DELAHAYE.

BAZIN. **Leçons théoriques et cliniques sur la syphilis et les syphilides** considérées en elles-mêmes et dans leurs rapports avec les éruptions dartreuses, scrofuleuses et parasitaires, professées à l'hôpital Saint-Louis, par le Dr Bazin, publiées par le Dr Lebuc, ancien interne des hôpitaux, revues et approuvées par le professeur. 2e édition considérablement augmentée. Paris, 1866. 1 volume in-8 accompagné de magnifiques planches sur acier, figures coloriées.   10 fr.

   Fig. sépia.   8 fr.

BAZIN. **Leçons sur les affections génériques de la peau.** 2 vol. in-8, Paris, 1862 et 1865.   11 fr.

CHEVALIER. **L'Étudiant micrographe.** Traité théorique et pratique du microscope et des préparations. Ouvrage orné de planches représentant 300 infusoires et de 200 figures dans le texte, 2e édition, augmentée des applications à l'étude de l'anatomie, de la botanique et de l'histologie, par MM. Alph. DE BREBISSON, Henri van HEURCK, G. POUCHET. 1 vol. in-8 de 563 pages. Paris, 1865.   7 fr. 50.

FORT, professeur particulier d'anatomie, etc. **Anatomie descriptive et dissection.** 3 vol. in-12, avec 662 figures dans le texte. Paris, 1868. 2 fr.

FOUCHER, professeur agrégé à la Faculté de Médecine de Paris, chirurgien de l'hôpital Saint-Antoine. **Traité du diagnostic des maladies chirurgicales.** Tome Ier, première partie. Paris, 1866. 1 vol. in-8 de 404 pages avec figures intercalées dans le texte.   6 fr.

   Deuxième partie. **Inflammations.** 1869.   6 fr.

GOSSELIN, professeur de pathologie chirurgicale à la Faculté de Médecine de Paris, chirurgien de l'hôpital de la Pitié, etc. **Leçons sur les hernies,** professées à la Faculté de Médecine de Paris, recueillies et publiées par le Dr L. Labbé, professeur agrégé, chirurgien du Bureau central, revues par le professeur. 1 vol. in-8 de 400 pages avec figures intercalées dans le texte. Paris, 1864.   7 fr.

GOSSELIN **Leçons sur les hémorrhoïdes.** 1 vol. in-8 Paris, 1866. 3 fr.

GRIESINGER, professeur de clinique médicale et de pathologie mentale à l'Université de Zurich. **Traité des maladies mentales, pathologie et thérapeutique.** Ouvrage traduit par le Dr Doumic, médecin de la maison centrale de Poissy, etc., et accompagné de notes intercurrentes, par M. le Dr Baillarger, médecin de la Salpêtrière, membre de l'Académie de Médecine. 1 fort vol in-8 Paris, 1865   9 fr.

GUERIN (Alphonse), chirurgien de l'hôpital Saint-Louis, etc. **Leçons cliniques sur les Maladies des organes génitaux externes de la femme,** leçons professées à l'hôpital de Lourcine. 1 vol. in-8 de 520 pages Paris, 1864.   7 fr.

HARDY, professeur à la Faculté de Médecine de Paris, médecin de l'hôpital Saint-Louis, etc. **Leçons sur la scrofule et les scrofulides, sur la syphilis et les syphylides.** 1 vol. in-8. Paris, 1864.   4 fr.

JACCOUD, professeur agrégé à la Faculté de Médecine de Paris, médecin du Bureau central, etc. **Études de pathogénie et de sémiotique, les paraplégies et l'ataxie du mouvement,** etc. 1 fort vol. in-8. Paris, 1864. 9 fr.

LABORDE, ancien interne lauréat des hôpitaux de Paris. **De la paralysie (dite essentielle) de l'enfance, des déformations qui en sont la suite et des moyens d'y remédier.** 1 vol. in-8 de 276 pages, accompagné de 2 planches dont une coloriée. Paris, 1864.   5 fr.

LABORDE. **Le ramollissement et la congestion du cerveau principalement considérés chez le vieillard.** Étude clinique et pathogénique. 1 vol. in-8 de 440 pages, avec planche coloriée contenant 6 figures. Paris, 1866.   6 fr.

TRIQUET, médecin et chirurgien du dispensaire pour les maladies de l'oreille. **Leçons cliniques sur les maladies de l'oreille,** ou Thérapeutique des maladies aiguës et chroniques de l'appareil auditif. 1 vol. in-8 avec figures dans le texte. Paris, 1866.   6 fr.

Paris.— A. Parent, imprimeur de la Faculté de Médecine, rue Monsieur-le-Prince, 31